Ganzheitlich gesund

Gamal Raslan

Der sanfte Weg zur Mitte: Die Dorn-Methode

www.weltinnenraum.de / www.dornfinder.org

Bibliografische Information der Deutschen Nationalbibliothek
Die Deutsche Nationalbibliothek verzeichnet diese Publikation in der Deutschen
Nationalbibliografie; detaillierte bibliografische Daten sind im Internet über
http://dnb.d-nb.de abrufbar.

Raslan, Gamal:
Der sanfte Weg zur Mitte: Die Dorn-Methode/Gamal Raslan

11. Auflage 2016

Print ISBN 978-3-89901-018-3
E-Book ISBN 978-3-89901-834-9

Die erste Auflage erschien 2003

© 2014 Aurum in J.Kamphausen Mediengruppe GmbH
Lektorat: Hans-Jürgen Zander (1.Auflage), Hendrik Bönisch
(4.Auflage) Satz: Frank Ziesing
Umschlag: Sabine Schiche, ad department
Fotos: Manfred Rössler, Holger Verne
Gesamtherstellung: CPI – Clausen & Bosse, Leck

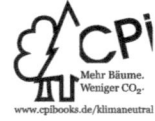

Gamal Raslan

Der sanfte Weg zur Mitte:

Die Dorn-Methode

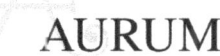

AURUM

Wichtiger Hinweis
Dieses Buch macht Sie mit einer sanften Wirbel- und Gelenktherapie bekannt. Um eine solche Methode richtig zu erlernen, sind immer praktische Anleitung und Erfahrung nötig. Trotzdem möchten wir jeden Leser ermutigen, die Selbsthilfeübungen durchzuführen.

Lehrgänge können Sie beim Autor buchen (www.GamalRaslan.de). Die Adressen vieler anderer Ausbilder sowie eine Liste von Dorn-Therapeuten finden Sie im Internet unter *www.dornfinder.org*.

Juristischer Hinweis
Autor und Verlag weisen ausdrücklich darauf hin, dass für die hier vorgestellten Übungen, besonders wenn sie falsch durchgeführt werden, keine Haftung übernommen werden kann.

Vorwort

Die Dorn-Methode erfreut sich bei Patienten, Therapeuten und Ärzten immer größerer Beliebtheit. Das liegt zum einen daran, dass die Menschen in unserer Zeit im Gesundheitsbereich gerne auch alternative Methoden angewandt wissen wollen, zum anderen an der Einfachheit und Effizienz dieser Technik. Auch den Menschen ganzheitlich zu sehen, d. h., neben der körperlichen auch die emotionalen und psychischen Komponenten einer Krankheit zu berücksichtigen, leuchtet mehr und mehr Menschen ein. Die Behandlung geht relativ sanft vonstatten. Sie ist selbst von Laien, häufig interessierte Betroffene, leicht zu erlernen, und es sind kaum Nebenwirkungen zu erwarten. Solch eine Methode hat es verdient, möglichst vielen Leuten zugänglich gemacht zu werden.

Den Therapeuten und Ärzten soll dieses Buch als Nachschlagewerk und zum Vertiefen verschiedenster körperlicher und emotional-körperlicher Zusammenhänge und Aspekte dienen. Ein herzliches Dankeschön an Dieter Dorn, dem „Erfinder" der Dorn-Methode, dessen Erbe wir mit Freude und Demut weiter geben.

Schweinfurt, im Mai 2003

Gamal Raslan

Danksagung

Mein besonderer Dank geht an Susi Weber, die mich mit ihrer lektorischen und schreibtechnischen Arbeit, mit Recherchen und ihrer Geduld unterstützt hat. An Conny Gessner für ihre Mitwirkung in Kursen, ihre konstruktiven Vorschläge und ihren Beitrag zum Thema Breuß-Massage. An meine Frau, die mich während der Arbeit am Buch sehr oft entbehren musste, an Eva-Maria Fischer für die professionelle Arbeit als Model, Manfred Rössler für seine hervorragenden Aufnahmen und guten Ideen, an Anja Katzenberger für ihre organisatorische Unterstützung, Holger Verne für seine Hilfe bei der Bild- und Skriptbearbeitung sowie Herrn Ziesing vom Kamphausen Verlag für die angenehme Zusammenarbeit, und „last but not least" allen, die dieses Buch bisher gekauft haben oder es Freunden und Bekannten und in ihren Kursen empfehlen. Die nun vorliegende achte Auflage (im Tschechischen in dritter Auflage und im Spanischen in zweiter Auflage bereits erschienen) gibt diesem Erfolg Recht. Vielen Dank.

Inhalt

1. Einführung

Vor einigen Jahren kam eine Patientin zu mir in die Praxis und erzählte mir freudestrahlend, sie sei im Urlaub von einer Dame behandelt worden, die mit nur zwei Sitzungen und zwei einfachen Eigenübungen ihre Hüftschmerzen beseitigt hätte. Mit nur zwei Sitzungen und entsprechenden Eigenübungen? Die Sache war es sicherlich wert, einmal etwas näher betrachtet zu werden. So besuchte ich 1998 meinen ersten Dorn-Kurs.

Die Methode ist so faszinierend einfach und erfolgreich, ja so überzeugend, dass ich sie seit dieser Zeit in meiner Praxis anwende. Natürlich ist auch solch eine Technik im Laufe der Zeit leichten Änderungen unterworfen. Unter „klassisch nach Dorn" habe ich die ursprüngliche Behandlung beschrieben.

Wie kam Dieter Dorn dazu, diese Technik zu entwickeln?

Dieter Dorn, ein Sägewerksbesitzer in dem kleinen Ort Lautrach im Allgäu, hob an einem denkwürdigen Tag Mitte der 1970er Jahre – genau weiß er es nicht mehr – einen Baumstamm ungeschickt von der Seite her hoch. Dann spürte er einen eigenartigen leichten Riss im unteren Rücken und konnte sich nicht mehr aufrichten. Er hatte sich einen äußerst schmerzhaften Hexenschuss eingehandelt, der danach nicht mehr verschwinden wollte. Schließlich suchte Dieter Dorn einen uralten Bauern im Ort auf, der dafür bekannt war, Leuten mit Rückenproblemen zu helfen. Der Bauer hatte seine Methode von einer einfachen Bäuerin gelernt, die zu ihm in den Stall kam und Tiere, aber auch die Dienstboten behandelte. Dieter Dorn wurde von diesem Bauern von seinem Schmerz befreit. Von der effektiven Vorgehensweise angetan, wollte er die Methode auch lernen. Der alte Bauer jedoch sagte ihm nur: „Du kannst es auch", ohne weitere Erklärungen. Einige Wochen später starb er. Dieter Dorn versuchte danach intuitiv auf ähnliche Weise, Menschen in seiner engeren Umgebung zu helfen. Von den Erfolgen war er selbst überrascht. Auf diese Art angespornt, entwickelte er nach und nach selbständig eine eigene Methode. Inzwischen haben mehrere Tausend Therapeuten die Methode von ihm oder seinen Schülern gelernt. Zahllosen Patienten im In- und Ausland konnte damit geholfen werden. Sogar bis nach Afrika hat die Dorn-Methode ihre Verbreitung gefunden.

Was ist das nun – diese „Wundermethode"?

Die Dorn-Methode ist eine einfach zu erlernende und anzuwendende Form der sanften manuellen Therapie zum Ausgleich der Muskelzüge über die Knochenstrukturen. Gelenke – die Tore der Energie – und die Wirbel können mit Hilfe dieser Methode gefahrlos und millimetergenau wieder in die richtige Position gebracht werden. Dies geschieht in der Dynamik unter aktiver Mithilfe des Patienten und somit im natürlichen Bewegungsfluss des Menschen, z.b. durch Schwingen des Beines oder Armes, oder Drehen des Kopfes. Durch die Bewegung wird z.b. beim Richten von Wirbelfehlstellungen der muskuläre Schutz umgangen, und so kann mit sanftem Druck der Wirbel oder das Gelenk wieder in seine korrekte Lage zurückgebracht werden. Frei von ungewollten Nebenwirkungen. Die Bewegung gewährleistet zudem, dass keine Verschiebung über die Normalposition hinaus erfolgt. Dies wird durch eine Pendelbewegung des Gegenbeins oder -arms bewirkt. Diese Technik sorgt zuerst für die nötige Lockerung der Muskulatur. Doch endgradig, d.h., wenn der Arm/das Bein am hintersten Punkt angelangt ist, wird diese Muskulatur angespannt und vermeidet so ein zu weites Verschieben des Wirbels auf die Gegenseite oder des Gelenks.

Mag auch beim Richten der Patient einen Schmerz verspüren, die Methode ist im Gegensatz zu anderen Praktiken, wie z.B. das Einrenken oder die Chiropraktik, wirklich als sanft anzusehen. Bisherige Methoden wurden meist ruckartig ausgeführt, die Energiebahnen und Körperflüssigkeiten komprimiert und somit ein Schock für den Körper ausgelöst. Dadurch können – im Gegensatz zur Dorn-Methode – Überdehnungen der Muskulatur oder bestimmter Bandstrukturen ausgelöst werden. Die Wirkung der Dornmethode beruht auch auf neuronalen Vorgängen im Gehirn. Wenn bei der Korrektur von Gelenken sanfter Druck und Gegendruck auf das Gelenk erzeugt werden, leiten sensomotorischen Verbindungsbahnen diese Information zum Gehirn weiter. Als Reaktion kommt vom Gehirn zum Muskel der Impuls „loslassen". Mit jeder Bewegung wird so das Gelenk freier und freier.

Der Dorn-Therapeut folgt dem Grundsatz, nur maximal bis zur Schmerzgrenze zu gehen, und im Normalfall ist der Patient ziemlich schlagartig von seinem Schmerz befreit. Ein weiterer Vorteil der Methode ist unter anderem, dass durch den Daumendruck auf die Wirbelsäule auch Gewebeblockaden, Fascienverklebungen oder sogar energetische Blockaden gelöst werden. Diese gelösten Blockaden garantieren zumeist auch wieder vollständige Schmerzfreiheit, denn:

„Schmerz ist der Schrei des Gewebes nach fließender Energie."

Oder um mit den Worten Helmuth Kochs, einer anderen Koryphäe in Sachen Dorn, zu sprechen: „Es kann etwas weh tun, das ist der Preis, den man für diese Methode zahlen muss, doch wenn der Daumen das Gewebe verlässt, ist der Druckschmerz auch gleich weg."

Wichtig: Nie über die Schmerzgrenze des Patienten hinausgehen!

Des Weiteren ist die Dorn-Methode sehr ungefährlich, da keine Thromben durch ruckartiges Überdehnen der Gewebsstrukturen gelöst werden können.

Zusammenfassend ist zu sagen: Durch die Dorn-Methode und in deren Ergänzung seitens der Breuß-Massage werden Gelenke und Wirbel gerichtet, die gesamte Statik ausgeglichen – so wie ein stabiles Haus ein gutes Fundament braucht, da sonst mit der Zeit Risse entstehen. Es werden durch diese Methode sowohl körperliche als auch seelische Blockaden gelöst. Die Dorn-Methode kann somit als eine Ursachenbehandlung angesehen werden. Ist die Ursache behoben, dann verschwinden die Symptome. Der Patient bekommt die Möglichkeit, wieder in seine Mitte zu gelangen – auf einem sanften Weg.

Um diesen Weg einzuschlagen, sollte Folgendes beachtet werden. Wie bei jeder Methode kann der Therapeut nur in Zusammenarbeit mit dem Patienten eine Heilung fördern. Das ist bei der Dorn-Methode umso mehr der Fall, weil eine aktive Mitarbeit des Patienten Grundvoraussetzung für einen Erfolg ist. Diese Wechselwirkung erleichtert es einerseits dem Therapeuten, das notwendige Feingefühl zu entwickeln, andererseits ist die Konzentration des Therapeuten auf das, was er gerade tut, umso wichtiger. Gedanken erzeugen Energie, und die Energie folgt den Gedanken.

Grundsätzlich gilt:

Das Ergebnis der Behandlung ist offen, der Patient muss nach dem Motto „Hand in Hand gemeinsam zum Ziel!" mitarbeiten. Der Patient kann allenfalls mit Hilfe des Therapeuten seine Selbstheilungskräfte aktivieren. Der Therapeut entfacht die Flamme, der

Patient erhält durch seine Bereitschaft zur Mitarbeit die entfachte Flamme am Brennen. Im Übrigen bestimmt der Patient das Tempo. So wie der Therapeut gefordert ist, seine volle Aufmerksamkeit auf die Behandlung zu richten, sollte dem Patienten klar sein, dass auch er selbstverantwortlich mit seiner Gesundheit umgehen sollte. Vor allem die auch für ihn leicht erlernbaren Eigenübungen geben ihm die Chance dazu. Selbstverantwortung bedeutet erkennen, akzeptieren, annehmen, alte Muster loslassen und neue Energien fließen lassen. Es heißt auch, sich erworbene Angewohnheiten wie Fehlbelastungen, z.B. durch „falsches Bücken", bewusst zu machen und zu ändern.

Zur Selbstverantwortlichkeit des Patienten gehört:
* Er macht regelmäßig seine Selbsthilfeübungen. Ein kompletter Durchgang dieser Übungen könnte beispielsweise täglich als Trainingsprogramm absolviert werden, da sie den Körper aktivieren und stabilisieren. Entsprechende Selbsthilfeposter mit einer Übersicht aller Selbsthilfeübungen kann man über den Autor beziehen (siehe Adressanhang).
* Er stellt im Sitzen seine Füße immer nebeneinander auf den Boden und unterlässt das Übereinanderschlagen der Beine.
* Leuten mit überwiegend sitzenden Berufen empfiehlt sich für eine korrekte Haltung und für die Bandscheibenentlastung ein Sitzballkissen.
* Er setzt sich Gesprächspartnern möglichst gegenüber und vermeidet so Verdrehungen.
* Er trinkt ausreichend, um so den Körper zu entgiften. Als Richtlinie gilt Körpergewicht mal 0,03 Liter. Ausnahme: Bei einer Herzinsuffizienz den ärztlichen Empfehlungen folgen.
* Er hält beim Schwimmen den Kopf abwechselnd über und unter Wasser, damit eine Überlastung der Rückenstreckermuskulatur und ein Abquetschen der zum Gehirn führenden Arterie (A. vertebralis) unterbleiben.
* Er unterlässt das Kopfkreisen wegen des dadurch entstehenden Schwindels.
* Er benutzt am Arbeitsplatz zum Telefonieren ein Headset oder einen Kopfhörer, damit die Halsarterien optimal durchblutet bleiben. Weiterer Vorteil: Beide Hände sind frei. Der Bildschirm am PC sollte in Augenhöhe vor einem stehen.

- Er führt nach längeren Autofahrten im Stehen die Selbsthilfe-übung zum Ausgleich des Beckenschiefstandes durch.
- Er beschreitet unter Umständen auch mal außergewöhnliche Wege. Wenn beispielsweise Symptome trotz eingehender Behandlung und disziplinierter Anwendung der Eigenübungen immer noch vorhanden sind, ist zu prüfen, ob der Patient auf einer Wasserader liegt. Häufig macht sich dies bemerkbar, wenn man sich nach ausreichend Schlaf immer noch müde und schlapp fühlt. Seriöse Geopathologen stehen hier beratend zur Seite.
- Zur Entlastung des Schulter- und Nackenbereichs ist das richtige Nackenkissen von großer Bedeutung. So werden die Halswirbelsäule stabilisiert und Fehlspannungen vermieden.
- Rückengerechtes Hinlegen (über Bauchlage in die Rückenlage rollen) und ebensolches Aufstehen (über die Seite) sollte selbstverständlich werden. Jeder Physiotherapeut kann einem das zeigen.

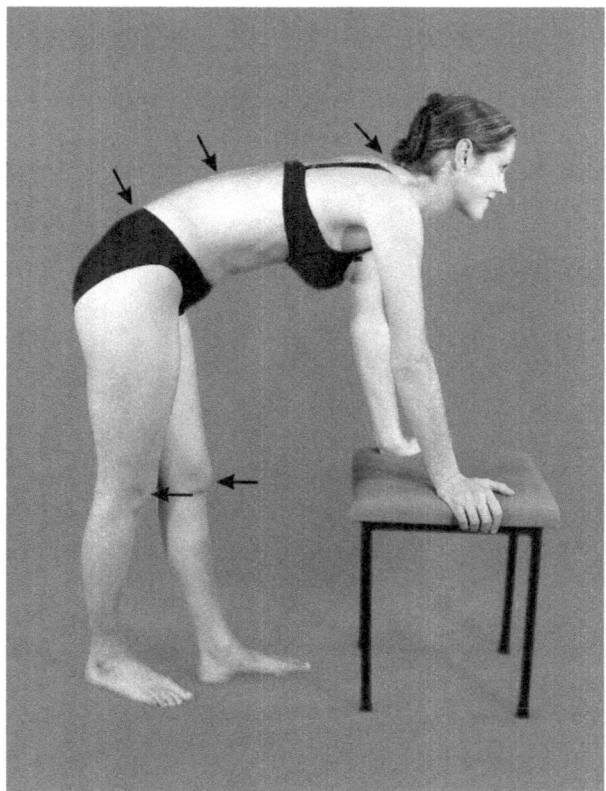

(Abb. 1.1)
Die Pfeile
zeigen die
Haupt-
belastungs-
punkte

- Übrigens: Alte Bewegungsmuster kann man sich sehr leicht selbst „abtrainieren", z.b. indem man einmal mit der anderen Hand die Zähne putzt oder Dinge mit der anderen als der gewohnten Hand verrichtet oder aus dem Liegen über die ungewohntere Seite aufsteht.

- Er geht beim Bücken in die Knie (max. 90°). Ansonsten entstehen beim Nach-vorne-Beugen des Oberkörpers Fehlbelastungen auf die Wirbelsäule. Hier treten Kräfte von einem Vielfachen des Körpergewichtes auf. Falsches Bücken kann zum einen durch ein unausgeglichenes Druck-Zug-Verhältnis auf die Rippengelenke zu Wirbelverschiebungen führen, zum anderen zu Verschiebungen der Wirbelkörper durch eine Drehbewegung, die nur den Oberkörper betrifft. Also immer den ganzen Körper drehen, um z.B. einen Getränkekasten vom Boden in ein Auto zu heben. In Abb. 1.1 kann man erkennen, wie sich falsches Bücken auf die Wirbelsäule sowie die Kniegelenke auswirkt und eine eventuelle Wirbelsäulenverkrümmung sogar noch verstärkt. Die Hauptbelastungspunkte, z.B. die Kniegelenke können entlastet werden, wenn man diese beim Stehen leicht anwinkelt, beim Bücken generell in die Knie runtergeht und diese nicht durch eine Überstreckung noch weiter überlastet. Der Rücken sollte durch richtiges Bücken, also in die Knie runter, entlastet werden. Auch hier können eingespielte Bewegungsmuster geändert werden, z.B. dass man bei einer rechtsseitigen Verkrümmung (Skoliose) diese nicht auch noch durch häufiges Greifen mit der rechten Hand verstärkt, sondern dass man öfter die linke Hand benutzt.

Um jedoch selbst effektiver an sich arbeiten zu können, empfiehlt es sich, 1-2 Behandlungen von einem erfahrenen Therapeuten durchführen zu lassen. Er kann genau feststellen, welche Wirbel betroffen sind. Was der Lösung der später beschriebenen emotionalen Zusammenhänge zugute kommt. Außerdem sind einige Bereiche den Selbsthilfeübungen schwer zugänglich.

Das Trinken ist bei einer Dorn-Behandlung und danach sehr wichtig, damit die gelösten Schlacken optimal ausgeschieden werden können. Da das Wasser eine eigene Zellinformation bzw. ein eigenes Gedächtnis besitzt, sollte es am besten pur getrunken werden. Der Körper kann so am schnellsten die Schlackenstoffe entsorgen. Außerdem steht ihm das Wasser unmittelbar zur Verfügung, denn Tee oder Säfte setzen erst einen Aufspaltungsprozess im Magen in Gang. Kaffee entwässert zwar, doch werden Harnstoffe nicht mit ausgeschieden. Cola enthält Phosphate, die dem Körper wertvolle Mineralien wie Kalzium rauben. Aber gerade Kalzium ist wichtig für die Knochen und Gelenke. Ebenso sollte darauf geachtet werden, gleichmäßig über den Tag verteilt zu trinken. Die Nieren können nur 200-300 ml Flüssigkeit pro Stunde effektiv verarbeiten. Es ist daher eher sinnlos, „vor" oder „nach" zu trinken.

Was die Erfolgsaussichten betrifft, so ist zwar die Dorn-Methode eine einfache, effektive und häufig auch schnell wirkende Möglichkeit, Menschen zu helfen, doch auch hier kann die Geduld auf eine harte Probe gestellt werden. Es gilt, die Hoffnung zu behalten! Wenn man bedenkt, dass der menschliche Organismus sich theoretisch bis zu einem Alter von 120 Jahren regenerieren kann und die Knochenmasse sich ca. alle 20 Jahre komplett erneuert, so kann man schon daraus erkennen, dass einige Dinge ihre Zeit brauchen. Bei einem noch nicht endgradigen Knorpelverschleiß kann man mit dem Richtigstellen der Gelenke eine „Verschnaufpause" erreichen, die einen ungehinderten Aufbau der Knorpelmasse fördern kann. Aufgrund dieser physiologisch korrekten Aussagen kann man schlussfolgern, dass es keinen „normalen oder altersbedingten Gelenkverschleiß" gibt, wie oft behauptet wird. Ein Gelenkverschleiß ist nie normal, sondern beruht immer auf zwei Gelenken, die aufgrund einer Fehlstellung aneinander reibenden.

Manchmal kann man die Behandlung eines Patienten auch mit dem Zurückspulen eines Videobandes vergleichen. Haben sich beispielsweise Probleme der Sprunggelenke durch Kniegelenksprobleme, die sich wiederum auf einen ursprünglich verschobenen 3. Lendenwirbel zurückführen lassen, ergeben, so kann das Richten der Sprunggelenke wieder verstärkte Knieschmerzen hervorrufen. Wenn diese beseitigt sind, so kann es wieder zu einer Verschiebung des Wirbelkörpers kommen. Erst wenn die eigentliche Ursache beseitigt ist, ist auch die Behandlung abgeschlossen. Man geht Schritt für Schritt zur Ursache und spult so das „Videoband der Krankheitsgeschichte" des Patienten zurück.

Es gibt drei häufige Möglichkeiten des Heilungsanstoßes durch die Dorn-Methode oder auch andere Therapien:

1. Nach der Erstverschlimmerung, dem so genannten Umstellungsschmerz nach der 1.-2. Behandlung, wird es anschließend besser.

2. Es ist sofort eine spürbare Verbesserung zu beobachten, danach geht es etwas langsamer voran.

3. Spontan wird ein nachhaltiger Erfolg nach nur einer Behandlung sichtbar.

Zusammenhänge

Wie kommt es nun, dass sich Wirbel und Gelenke verschieben? Zum einen kann das körperliche Ursachen haben, wie etwa unterschiedliche Beinlängen (bedingt z.b. durch den Collis-Test, siehe Kapitel 2, Stürze oder Operationen), die zu einer Fehlstatik führen, verkürzte Muskeln oder auch schlichtweg z.b. Prellungen bei Sportunfällen. Zum anderen sind oft auch emotionale Probleme Ursachen für Wirbelfehlstellungen. Deshalb ist es sehr wichtig, den ganzheitlichen Aspekt im Auge zu behalten und dieses körperlich-emotionale Wechselspiel zu berücksichtigen. Bei der Dorn-Methode handelt es sich um eine ganzheitliche Ursachenbehandlung, die aber auch zur Prophylaxe eingesetzt werden kann, um Spätfolgen zu vermeiden. Detaillierte Informationen stehen jeweils in den einzelnen Kapiteln.

Behandlungshäufigkeit

Das ist sehr individuell, allerdings sollte sich schon nach etwa 2-3 Behandlungen ein Erfolg andeuten. Nach maximal 6 Behandlungen sollte er sich bei weniger gravierenden Fällen eingestellt haben. Bleibt er aus, so ist nachzuforschen, ob sich tiefer gehende emotionale Probleme dahinter verbergen oder ob sich nur einfach im täglichen Bewegungsablauf irgendwelche Gewohnheiten eingeschliffen haben, die die Fehlstellungen wieder aufs Neue hervorrufen. In der Woche sollten optimalerweise 1-2 Behandlungen erfolgen, bei hartnäckigeren Fällen, wie einer schwereren, noch nicht fixierten Skoliose, über mehrere Monate hinweg.

Aufbau – was finde ich wo?

Die Kapitel wurden in der Reihenfolge, in der eine Gesamtbehandlung stattfindet, erstellt.

Um jedoch die Zusammenhänge jeweils auf die Gelenke bzw. Wirbelsäulenabschnitte besser herausstellen zu können und eine optimale Behandlung eben jener Teilbereiche zu ermöglichen, werden diese, der leichteren Nachlesbarkeit wegen, umfassend gestaltet. Pro Gelenk bzw. Wirbelsäulenabschnitt werden zuerst kurz die anatomischen Grundlagen und dann Ursachen sowie die physischen als auch die psychischen Zusammenhänge erklärt. Daraufhin erfolgt, soweit dies notwendig ist, eine Beschreibung der Untersuchungsmethode.

Im Anschluss daran werden die Behandlungsmethoden dargestellt. Eigenübungen schließen die Kapitel ab. Sämtliche Übungen sind sowohl in der Anfangs- und der Endstellung bebildert als auch durch Beschriftungen und Pfeile gekennzeichnet.

Es sei nochmals darauf hingewiesen, auch wenn der Aufbau auf die Teilbereiche abgestimmt ist:

Der Patient ist ganzheitlich zu sehen, und die ersten zwei Behandlungen sollten immer komplett durchgeführt werden, um überhaupt einen ersten Überblick zu erhalten.

Nützlich sind gerade hier die Dornkarten im Anhang. Diese können zu Vergleichen herangezogen werden.

Zur Technik

Hier ein paar grundsätzliche Dinge:

Die Behandlungsliege sollte auf den Therapeuten eingestellt sein. Sowohl der Therapeut als auch der Patient sollten eine möglichst gerade Haltung einnehmen.

Der Therapeut sollte sicher auf beiden Beinen stehen. Therapeut und Patient atmen im gleichen Rhythmus, da die Energie mit der Atmung fließt.

Beim Druck mit den Daumen wird in den meisten Fällen die geschlossene Faust zur Stabilisierung mit den Grundgliedern (Phalanx proximalis) am Patienten abgestützt.

Die Korrektur der Wirbel erfolgt immer in der aktiven Bewegung des Patienten. Ein wichtiger Bestandteil der Methode ist das Arm- bzw. Beinpendeln des gegengleichen Armes bzw. Beines. Das „Spielbein" sollte durchgestreckt locker nach vorne und hinten und wieder zurück schwingen. Dies gegebenenfalls mit dem Patienten vor dem eigentlichen Wirbeleinrichten üben. Der Therapeut sollte den Patienten immer optimal stabilisieren, um so ein Ausweichen zu verhindern und damit der Therapeut einen leichten Gegendruck ausüben kann.

Nach der Behandlung eines Wirbels oder eines Gelenks die Stelle sanft ausstreichen, immer mit beiden Händen zu den Extremitäten-Enden hin (Richtung Fuß oder Hand), an der Wirbelsäule nach unten Richtung Steißbein. Erstens ist das sehr angenehm, und zweitens wird so der Energiefluss wieder angeregt. Dann Hände ausschütteln.

Ein Vorteil für den Therapeuten bei der Anwendung der Dorn-Methode besteht darin, dass er seine Handreflexzone am Daumen – die Zirbeldrüsen- und Hypophysenzone – stimuliert. Die dadurch stattfindende Aktivierung dient der ganzheitlichen Entwicklung des Behandlers.

Für wen ist die Methode geeignet?

Behandelt werden können eigentlich alle Menschen, sofern sie einigermaßen mobil sind. Für immobile Patienten ist diese Methode nur sehr bedingt einsetzbar, da ja oft eine aktive Bewegung des Patienten notwendig ist. Wie überall gilt auch hier: Wenn der Therapeut mit der notwendigen Achtsamkeit an die Sache herangeht, er dem Patienten helfen möchte und dieser seinerseits die Hilfe annehmen kann, darf eigentlich fast alles behandelt werden. Da dies jedoch ein sehr heikles Thema ist, hier die gängigen

Kontraindikationen

* Bei Neigung zu Knochenbrüchen, beispielsweise nach Kortisonbehandlungen oder starker Neigung zu Blutergüssen.
* Osteoporose im fortgeschrittenen Stadium, da häufig Spontanfrakturen an der Schwammknochensubstanz (Spongiosa) der Wirbelkörper auftreten können.
* Akute Entzündungen. Hier abwarten, bis die Entzündung abgeklungen ist.
* Morbus Bechterew: Die Wirbelsäule kann hier nicht behandelt werden, wenn die Wirbel bereits verwachsen sind. Eine Behandlung der Gelenke ist dagegen möglich.
* Unfälle: Brüche sollten bereits verheilt sein, was nach ca. 6-8 Wochen der Fall ist. Bitte ärztlich abklären lassen.
* Tumore / Krebspatienten: Hier eignen sich außer bei Tumoren an der Wirbelsäule die Breuß-Massage mit Heilmagnetismus bzw. die Krebstherapie nach Rudolf Breuß oder Energiebehandlungen wie etwa Reiki oder Handauflegen.
* Nach Bandscheibenoperationen erst nach ca. vier Wochen sanft beginnen.
* Nach Hüftgelenkoperationen ebenfalls erst nach ca. vier Wochen, aber unbedingt starke Innenrotation im Hüftgelenk vermeiden.

Wer darf die Dorn-Methode ausführen?

Heilpraktiker und Ärzte ohne rechtliche Einschränkung.

Physiotherapeuten, Masseure sowie andere Heilberufe können die Befunderhebung und Behandlung im Rahmen ihrer Ausbildung und unter Berücksichtigung der Sorgfaltspflicht auch ohne ärztliche

Anweisung durchführen. Sie dürfen jedoch keine Diagnosen stellen. Eine Zusammenarbeit mit einem Arzt oder Heilpraktiker ist generell, wenn möglich, empfehlenswert.

Nicht den Heilberufen Angehörige dürfen:

- beraten.
- Vorträge und Seminare halten, da die Lehrtätigkeit in Deutschland jedem erlaubt ist. Eine entsprechende Ausbildung bei verschiedenen Kursleitern und mehrmaliges Hospitieren ist aber zur Qualitätssicherung unbedingt erforderlich.
- gymnastische Übungen (Selbstübungen) zeigen.
- Wohlfühlmassagen (z.B. Breuß-Massage) durchführen.

Hilfsmittel

Als Hilfsmittel für die Dorn-Behandlung benötigt man am besten eine höhenverstellbare Massageliege, in Abwesenheit derselben tut es auch ein Tisch. Ferner braucht man einen Hocker, Johanniskrautöl auf Olivenölbasis (siehe auch Rezept S. 170) und ein ca. 2 cm dickes Brett (kann auch ein altes Telefonbuch sein).

Noch einige unumgängliche Hinweise:

Die in diesem Buch angegebenen Methoden wurden nach bestem Wissen und Gewissen beschrieben. Bitte geht mit euren Patienten trotzdem achtsam um, denn für etwaige auftretende Probleme kann keine Haftung übernommen werden. Im Zweifelsfall wendet euch an einen gut ausgebildeten Dorn-Therapeuten oder -Ausbilder (siehe www.dornfinder.org). Und bitte tut alles, was ihr tut, nur mit Einwilligung des Menschen, den ihr behandelt, und versucht nie, diesem euren Willen aufzuzwingen. Geht nie über die Schmerzgrenze hinaus.

Die aufmerksame Leserin hat es sicher schon bemerkt: Aus praktischen Erwägungen werden wir in diesem Buch die Worte Therapeut bzw. Patient verwenden, womit selbstverständlich auch die Therapeutin bzw. die Patientin gemeint ist.

Und nun kann's losgehen. Viel Spaß dabei!

2. Beckenschiefstand / Beinlängendifferenz

Anatomie

Das Becken hat als Basis der Wirbelsäule und als Verbindungsglied zwischen Rumpf und Beinen eine besondere Bedeutung. Die Beckenstellung beeinflusst wesentlich die Form der Wirbelsäule. Die richtige Balance sowohl des Beckens als auch der das Becken stabilisierenden Muskulatur ist die Grundlage für die aufrechte Körperhaltung. Kommt es in diesem komplexen Muskel- und Bandapparat zu einem verschobenen Druck-Zugverhältnis dieser Strukturen, z.B. durch Fehlhaltung am Arbeitsplatz, Sturz oder einseitige Belastung kann eine sogenannte funktionelle Beinlängendifferenz entstehen. Der Beckenring besteht aus mehreren Teilen, dem Hüftbein und dem

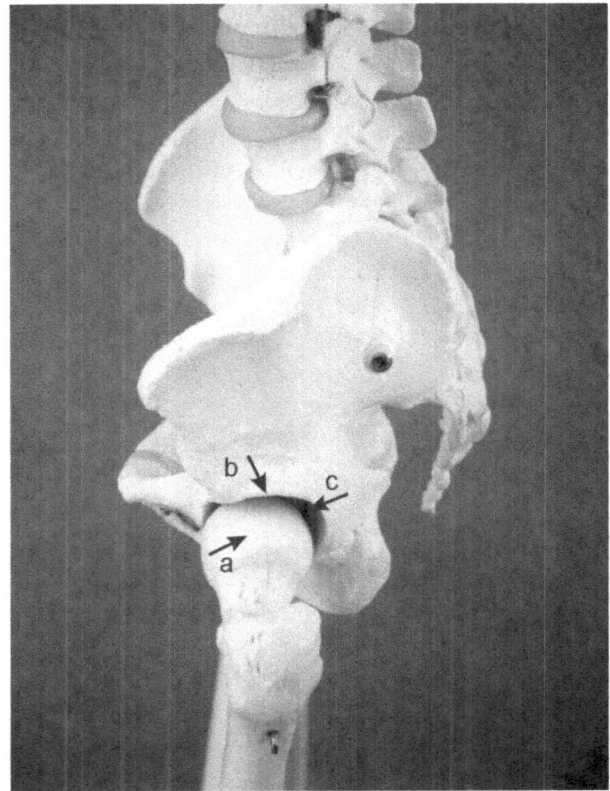

(Abb. 2.1)
a: Hüftkopf
b: Hüftpfanne
c: Gelenkspalt

Kreuzbein (Os sacrum). Das Hüftbein seinerseits wird durch das Darmbein (Os ilium), das Sitzbein (Os ischii) und das Schambein gebildet. Vorne wird der Beckenring durch die Schamfuge (Symphyse) geschlossen.

Ursachen – Zusammenhänge

Geschichten aus dem Alltag:
Ein Patient bekommt die Diagnose „unterschiedliche Beinlängen" gestellt und wird ins Orthopädiefachgeschäft geschickt, um sich Einlagen zu besorgen, die diese Differenz ausgleichen sollen. Das befolgen die Patienten dann auch meist anstandslos, da sie um die weite Verbreitung ihres Leidens wissen und aus Fachkreisen bestätigt bekommen, dass man in solchen Fällen nichts anderes unternehmen kann.

Stimmt, Beinlängendifferenzen gibt es zuhauf.

Aber man kann etwas dagegen tun, denn 98 % der Beinlängendifferenzen sind funktionell. Ca. 90 % dieser Differenzen gehen vom Hüftgelenk aus, die restlichen 10 % entstehen durch Kreuzbein-, Kniegelenk- oder Sprunggelenksblockaden. Nur 2 % der Beinlängendifferenzen sind nicht funktionell: Sie haben anatomische Ursachen wie Unfälle, Probleme vor der Geburt durch Infektionen (die jedoch äußerst selten auftreten), oder Knochen sind nach Traumen, wie z.B. Brüchen, falsch zusammengewachsen. Auch bei genagelten Brüchen und daraus manchmal entstandenen Knochenlängendifferenzen ist eine Korrektur eines Beckenschiefstandes leider nicht mehr möglich. In solchen Fällen sind bei Beinlängendifferenzen ab 1 cm Schuherhöhungen sinnvoll. Es sollte jedoch nie die gesamte Differenz ausgeglichen werden, um dem Körper den Spielraum zu geben, einen Teil selbst auszugleichen. Dabei sollte nicht nur die Ferse, sonder die gesamte Sohle erhöht werden, um Fehlbelastungen auf Schienbein- und andere Muskeln zu vermeiden.

Ansonsten gilt es, nach einem Beinlängenausgleich etwaige Schuherhöhungen wegzulassen. Mit den nachfolgend beschriebenen Übungen und etwas Selbstdisziplin kann man so dauerhaft der Ursache vieler Rücken- und Hüftprobleme ein Schnippchen schlagen.

Wie kommt es nun zu diesen 98 % der erworbenen Beinlängendifferenzen? Da fordert nun einmal unsere zivilisierte Lebensweise ihren Tribut. Wir sitzen oft stundenlang in unseren Autos und schlagen unsere Beine übereinander, eine Angewohnheit, die beispielsweise den Naturvölkern vollkommen abgeht. Natürlich kann auch ein

Sturz oder Unfall zu muskulären Dysbalancen und damit zu unterschiedlichen Beinlängen führen. Eigentlich können wir auch froh sein, dass unsere Kinder nach der Geburt so optimal versorgt werden, wenn da nicht dieser bestimmte Teil des Collis-Tests wäre (nähere Erläuterungen nachfolgend). Die Folgen dieser genannten Vorgänge sieht man an unterschiedlichen Beinlängen, da in allen Fällen die Muskelzüge eine extreme Fehlbelastung erfahren und diese Fehlinformation im Gehirn (im Subcorticalen Bereich, also dem Bereich, der die Sensorik, die Wahrnehmung mit der Motorik, also der Bewegung, verbindet) eingespeichert wird. Ein paar Millimeter bei einem Kleinkind können bei einem Erwachsenen schon mehr als einen Zentimeter bedeuten.

Differenzen bei einem Erwachsenen bis zu max. 3 cm im Hüftgelenk durch verschobene, bzw. fehlinformierte Muskelzüge, sind keine Seltenheit. Die damit verbundenen, stark auftretenden Hüftschmerzen durch die entstandene Fehlbelastung natürlich auch nicht. Beim Säugling oder Kleinkind können Differenzen bis über 1 cm auftreten.

Der Collis-Test

Der Collis-Test (vertikale Hängereaktion) – ein Grund, warum viele Menschen die Beine übereinander schlagen:

In einer Welt, in der vieles komplizierter gemacht wird als es eigentlich ist, weist einiges darauf hin, dass viele Wirbelsäulen- und Gelenkprobleme durch den Collis-Test (Abb. 2.2) verursacht werden.

Was ist der Collis-Test überhaupt? Es handelt sich dabei um einen neurologischen Test bei Neugeborenen bzw. zwischen dem 6. und 7. Lebensmonat, der von Neurologen durchgeführt wird. Solche neurologischen Tests haben sicher ihre Berechtigung und stehen außer Zweifel, doch sollte man die Vorgehensweise einmal überdenken. Das Baby wird im Wechsel an einem (!) Bein hochgehalten, und so kann schon durch das Gewicht des Kindes auch hier das Gelenk aus seiner Pfanne rutschen.

Der Grund: Die muskuläre Reizantwort auf den Reflex erfolgt erst nach kurzer Zeit, die Muskulatur des Babys ist jedoch viel zu schwach, um das Hüftgelenk schon optimal stabilisieren können. Das kann zu Verschiebungen bis zu 1 cm führen, was bei einem Baby viel ist und im Laufe des Wachstumsprozesses zu Problemen führen kann. Zwar wird der Test normalerweise beidseitig durchgeführt, doch wie gesagt ist die Muskulatur des Babys noch recht instabil, und es ist sicher nichts

1. Phase — 0–6 Monate   2. Phase — Ab 6./7. Monat

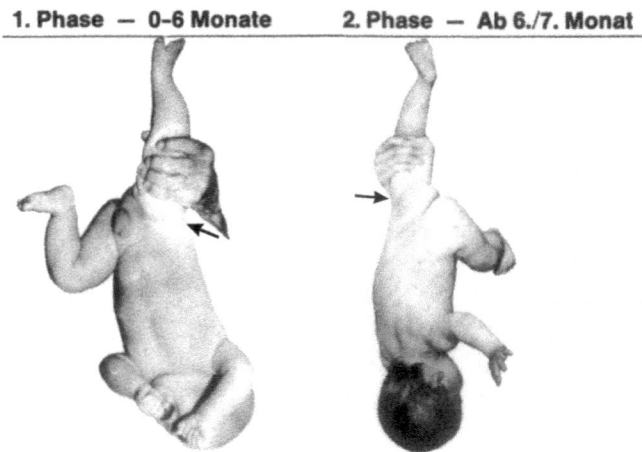

(Abb. 2.2) Der Collis-Test

dabei gewonnen, wenn beide Gelenke dadurch eine Überlastung erfahren. Bei herausgerutschten Hüftgelenken (Hüftluxation) wird bei Kleinkindern oft eine Spreizhose verschrieben. Wie viele dieser Spreizhosen könnte man Kleinkindern ersparen, wenn auf Alternativen zum Collis-Test zurückgegriffen würde? Nun stellt sich natürlich die Frage, wie es dazu kommt, dass eine Beinlängendifferenz zu erkennen ist, wenn doch beide Beine sozusagen verlängert wurden. Zum einen ist ja nicht gesagt, dass ein gleich großer Gelenkspalt auf beiden Seiten entsteht, und zum anderen haben wir bei einer Umfrage in meiner Praxis Folgendes herausbekommen. Wir befragten über 100 Mütter, auf welcher Hüftseite sie ihr Baby getragen haben (eine wohl intuitive Angewohnheit), und beim Nachmessen hat sich ergeben, dass zu 90 % jene Seite die instabilere bzw. längere Beinseite war, auf der das Baby nicht so oft getragen wurde. Der Grund hierfür ist, dass durch das einseitige Tragen des Babys nur die entsprechende Seite einen muskulären Ausgleich erfährt.

Wie kann man so sicher sein, dass der Collis-Test, also das Hochhalten des Babys an einem Bein, eine Hauptursache für ungleich lange Beine und die daraus resultierenden, zum Teil schwerwiegenden Folgen ist?

Untersuchungen an Hunderten von Erwachsenen, Schulkindern, Kindergartenkindern bis hin zum Säuglingsalter, direkt nach der Geburt haben gezeigt, das kontinuierlich neun von zehn Menschen ungleich lange Beine haben. Also mit unerkannten bzw. nicht korrigierten Beinlängendifferenzen durchs Leben laufen, bzw. springen und hüpfen.

Aber bei jedem Säugling, Kind oder Erwachsenen, bei dem der Collis-Test nicht gemacht wurde, waren die Beine gleich lang, und die Wirbelsäulen- und Gelenkprobleme, bzw. die Schreikrämpfe bei Säuglingen, traten deutlich vermindert auf.

Also ist es weder normal dass wir „eben" mit ungleich langen Beinen aufwachsen müssen, noch handelt es sich um eine angeborene Beinängendifferenz, wie manche Aussagen lauten. Die meisten Beinlängendifferenzen sind also erworben, z.b. durch den Collis-Test oder durch Unfälle, aber nur äußerst selten angeboren.

Man kann sich sehr gut vorstellen, dass eine unbehandelte Beinlängendifferenz dem normalen Wachstum der Kinder wenig förderlich ist und bei Erwachsenen bereits vorhandene Wirbelsäulen- und Gelenkprobleme nur noch verstärkt und eine dauerhafte Korrektur beinahe unmöglich macht.

Auch hier gibt es eine Wechselwirkung. Wir schlagen unbewusst die Beine übereinander, da wir unterschiedliche Beinlängen haben, und entlasten dadurch die Hüftgelenke und die Wirbelsäule von der Fehlstatik. Dies erscheint uns im ersten Moment als bequem. Jedoch werden dabei die Beinlängenunterschiede verstärkt in ihrer überlasteten Position gehalten, ohne dass sie sich wieder von alleine in ihre anatomisch korrekte Stellung zurückversetzen. Die Übung zur Beinlängenkorrektur sorgt in den allermeisten Fällen für Abhilfe (siehe Abb. 7a-b).

Zudem konnte beobachtet werden, dass die Säuglinge, bei denen der Collis-Test nicht gemacht wurde, fast ohne Ausnahme keine so genannten Drei-Monats-Koliken hatten, also deutlich weniger schreien und Bauchkrämpfe haben, sich eher drehen und früher laufen!

Wir als Erwachsene möchten ja auch nicht mit schmerzhaft verschobenen Hüften daliegen oder laufen, mit dem Unterschied, dass sich ein Baby eben nur durch schreien bemerkbar machen kann. Werden die Hüftgelenke bei einem Baby mit der Dorn-Methode gerichtet, verschwinden die oben genannten Symptome nach wenigen Tagen oder gar sofort.

Würde also hier das Hochhalten des Babys an einem Bein unterbleiben, dann wäre schon eine mögliche Ursache späterer Beschwerden beseitigt. Der Mensch könnte dann mit gleich langen Beinen aufwachsen und viele spätere Wirbelsäulen- und Gelenkprobleme und die daraus resultierenden organischen Beschwerden könnten verhindert werden.

Aufgrund dieser Erkenntnisse verzichten mittlerweile schon viele Krankenhäuser und Kinderärzte auf diesen Test und ersetzen ihn durch modernere und nebenwirkungsfreie Untersuchungsmethoden.

Ein Beispiel aus der Praxis:
Eine Mutter kam mit ihrem fünfjährigen Sohn zu mir in die Praxis. Der Junge klagte seit über einem Jahr über ständig stärker werdende Schmerzen im rechten Hüftgelenk. Zunächst konnte ich eine Beinlängendifferenz von 1,5 cm feststellen. Die Befragung der Mutter ergab, dass das Kind weder einen Unfall noch einen Sturz hinter sich hatte. Auf die Frage, ob der Collis-Test durchgeführt worden war, konnte sich die Mutter daran erinnern, dass der Test an nur einem Bein durchgeführt wurde, und dass das Kind ca. 10 Sekunden kopfüber nach unten hing. Die Dauer ergab sich durch eine Verzögerung des Reflexes. Nachdem der Junge zwei Wochen lang die Übung zur Beinlängendifferenz durchgeführt hatte, waren die Schmerzen verschwunden. Es ist keine Beinlängendifferenz mehr festzustellen, und eine beginnende Wirbelsäulenverkrümmung durch die Fehlstatik konnte zudem gleich behoben werden.

Hinweis:
Bei Verschiebungen im Hüftgelenk um mehr als 1 cm liegt meist eine ab frühester Kindheit erworbene Schwäche der Bandstrukturen vor, z.B. durch den Collis-Test oder Unfall oder schwere Geburt. Durch diese erworbene Grundschwäche kommt es auch nicht zu Einrissen im Kapsel- oder Bandgewebe, obwohl solche enormen Verschiebungen das vielleicht erwarten ließen. Gemeint sind hier also die Beinlängendifferenzen, die tatsächlich von den Hüftgelenken und nicht vom Iliosakralgelenk ausgehen. Hier handelt es sich um eine durch muskuläre Dysbalancen entstandene Fehlbelastung des gesamten Beckenbereichs und der umgebenden Strukturen der Hüftpfanne, mit daraus resultierenden Schmerzen.

Ausnahmen bilden die hypermobilen Menschen. Deren Band- und Muskelstrukturen sind z.B. in der Hüfte durch angeborene Bindegewebsschwäche dauerhaft überdehnt bzw. überlastet.

Der Körper gewöhnt sich im Laufe der Jahre an eine Schonhaltung. Die Muskelzüge stellen sich um, es entsteht ein gestörtes Druck-Zug-Verhältnis in der Muskulatur.

Mit der Dorn-Methode kann diese Fehlhaltung in den meisten Fällen rückgängig und falls notwendig durch bestimmte Kräftigungsübungen, welche u.a. in diesem Buch beschrieben sind, stabilisiert werden. Durch die Umstellung passen sich die Bandstrukturen wieder an, d.h., sie verkürzen sich an der überdehnten bzw. dehnen sich etwas an der überlasteten Seite. Der Körper möchte natürlich wieder in die bequemere Sitzposition des Beine Übereinanderschlagens zurück, also zurück in die Schonhaltung, bzw. Entlastungshaltung. Deswegen: Beine nicht mehr übereinander schlagen und die Übung zur Hüftkorrektur regelmäßig mindestens drei bis sechs Monate durchführen, damit eine dauerhafte Stabilisierung der Umstellung erfolgen kann.

Durch die Korrektur der Hüftgelenke nach der Dorn-Methode wird die Hüfte, das heißt die Beziehung Oberschenkelknochen zu Hüftpfanne, wieder muskulär anatomisch korrekt positioniert. Durch eine entsprechende Außenrotation bei der Beinlängenkorrektur nach Dorn findet keine Aufrichtung oder Verdrehung im Hüftgelenk statt.

Wenn dann noch die Iliosakralgelenke überprüft und korrigiert werden, sind meist wieder alle Bewegungsebenen im Hüftgelenksbereich frei.

Was passiert, wenn wir die Beine übereinanderschlagen?

Das Übereinanderschlagen der Beine ist nichts anderes als eine unbewusste Entlastung der hüftumgebenden Muskulatur. Es fühlt sich bequem an, und im Regelfall hat man eine Lieblingsseite, die leichter über das andere Bein geht, bzw. sich bequemer anfühlt.

Um also die durch die Fehlbelastung sowieso schon überlasteten Hüftgelenke und die Wirbelsäule zu entlasten, schlägt man unbewusst die Beine übereinander, da man so das Gefühl hat, bequemer zu sitzen, zumindest für einen gewissen Zeitraum. Wird es unbequem nimmt man das andere Bein, allerdings für einen kürzeren Zeitraum als die Lieblingsseite, bis man dann wieder wechselt.

Das scheinbar angenehme Gefühl, also die Entlastung, kann aber mit der Zeit ins Gegenteil umschlagen und sich als Fehlhaltung im Körper manifestieren. (Mehr dazu unter *Warum sind gleichlange Beine so wichtig.*)

Zudem können durch diese Fehlbelastung Entzündungen im Hüftgelenk und den Beinvenen entstehen, und es kann folglich zu einer unbewussten chronischen Schonhaltung kommen. Der Kreis schließt sich also. Außerdem wird die Venenpumpe durch das Übereinander-

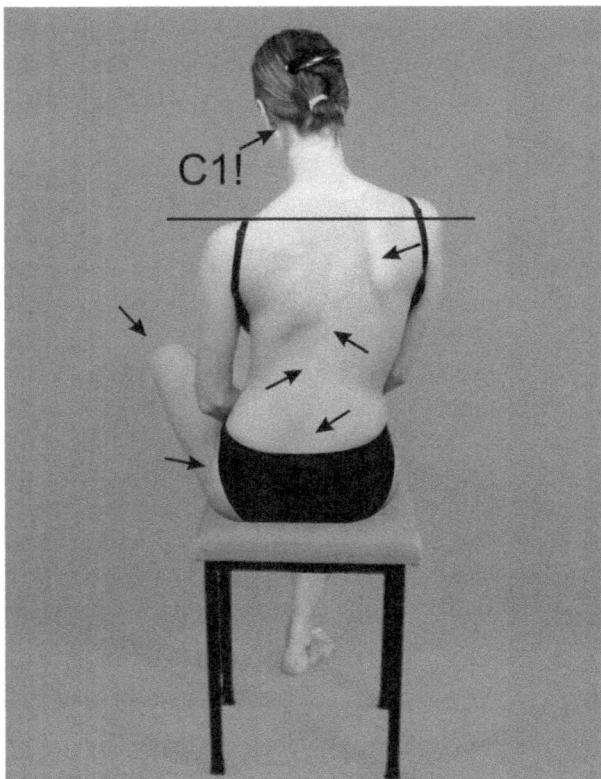

(Abb. 2.3)
Hauptbela-
stungspunkte bei
übereinander
geschlagenen
Beinen.

schlagen der Beine behindert und so die Krampfadernbildung geför-
dert. Was heute schick aussieht, kann ein paar Jahre später zu krank-
haften Veränderungen führen, und diese Krampfadern sehen dann
weniger schick aus. Zudem werden wichtige Akupunkturmeridiane
gequetscht, was zu einem verminderten oder ungleichmäßigen Energiedurchfluss führt. Das kann Konzentrationsschwäche oder Unauf-
merksamkeit zur Folge haben. Wie in Abb. 2.3 zu sehen ist, muss der
gesamte Wirbelsäulenapparat enorme Ausgleichsarbeit leisten, damit
der Mensch bei übereinander geschlagenen Beinen einigermaßen
gerade sitzt.

Deshalb sollten die Patienten dafür sensibilisiert werden, in
Zukunft das Übereinanderschlagen der Beine zu unterlassen und die
Beine möglichst immer parallel zueinander auf den Boden zu stellen.
Eine Umfrage bei 100 Personen, die die Beine übereinander schlagen,
hat ergeben, dass neun von zehn ständig mäßige bis starke Rückenpro-
bleme haben.

Zudem wurde festgestellt, dass Männer zwar etwas weniger als Frauen die Beine übereinander schlagen – aber dass Männer dafür im Stehen mehr zu unterschiedlicher, bzw. einseitiger Belastung eines Beines neigen.

Resultierend daraus ist also Folgendes festzustellen: Im ersten Moment erscheint uns das Übereinanderschlagen der Beine als bequem. Jedoch werden dabei die Beinlängenunterschiede verstärkt in ihrer überlasteten Position gehalten, ohne dass sie sich wieder von alleine in ihre anatomisch korrekte Stellung zurückversetzen können. Die Übung zur Beinlängenkorrektur sorgt in den allermeisten Fällen für Abhilfe (siehe Abb. 2.6 a-b und 2.7 a-b).

Ein kleiner Trick für all diejenigen, die aus psychischen Gründen die Beine übereinander schlagen, um so einen Schutzwall zur Außenwelt aufzubauen: Sich hinsetzen und eine Energie- bzw. Lichtkugel vor dem Bauchbereich in Höhe des Nabels visualisieren, und schon fühlt man sich sicherer. Die Erfahrung zeigt, dass Menschen, die einen Schutzwall durch Übereinanderschlagen der Beine schaffen, oft das Problem haben, dass sie nur ihre eigene Meinung gelten lassen und andere Sichtweisen schlecht annehmen können. Die Kugel ist insofern effektiver – höflicher sowieso – da sie nur das durchlässt, was beiden Parteien dienlich ist. Auch hat sich bewährt, die Beine nur an den Fersen übereinander zu legen, mit den Daumen und Zeigefingern ein Dreieck zu bilden und die Unterarme auf den Oberschenkeln abzulegen. Auch hier kann man bei genauerem „Hinfühlen" eine angenehme Veränderung der Energien im Kopf- und Bauchbereich spüren.

Warum sind gleich lange Beine so wichtig? – Einige Beobachtungen aus der täglichen Praxis:

„Ungleich" lange Beine können zu einer Instabilität im unteren Sprunggelenk führen. Häufig neigt man am „kürzeren" Bein durch die Fehlbelastung beim Laufen zu so genannten Inversionstraumen, dem Einknicken des Fußes mit oft schmerzhaften Bandverletzungen. Dem „kürzeren" Bein fehlt die Stabilität von der Basis her und somit der Bodenkontakt. Die Fußreflexzonen werden durch die unterschiedliche Belastung der Füße nicht gleichmäßig versorgt, und über die Fehlstatik erhalten die Organe reflektorisch falsche Informationen. Doch es kommt noch schlimmer! Über das obere Sprunggelenk kann man nicht mehr richtig abrollen. Während man mit der „langen" Seite „aufstampft", belastet man mit der „kurzen" Seite die Ferse zu stark. Die Folge ist häufig ein Fersensporn durch Überbelastung. Das Beheben der Beinlängendifferenz oder auch eine Laserakupunktur in Verbindung mit der Dorn-Methode können die klassische Behandlung mit Spritzen unterstützen. Ohne eine Behebung der Beinlängendifferenz bleibt der Erfolg auf Dauer oft aus. Zudem gibt es noch so genannte propriozeptive Nervenverbindungsbahnen, die vom Fuß ausgehen. Diese sind für die räumliche Wahrnehmung der Gelenkstellung zuständig. Bei einer Fehlbelastung der Füße werden verfälschte Impulse ans Gehirn gesendet, was sich in einer gewissen Gangunsicherheit bemerkbar macht. Nach dem Beinlängenausgleich ist eine Stabilisierung beim Abrollen zu erkennen. Ein anderes Problem entsteht aus dem ungleichmäßigen Gang: Die Venenpumpe wird unterversorgt. Als Folge davon können Krampfadern entstehen, die oftmals auf der „längeren" Seite ausgeprägter sind. Bei vorhandenen Ödemen tritt oft auch eine unterschiedliche Schwellung der Beine auf.

Ein weiterer wichtiger Faktor, speziell für den Dorn-Therapeuten, ist die Tatsache, dass oft Stunden oder gar sofort nach dem Einrichten der Wirbel diese wieder in die vorherige Fehlstellung zurückgehen würden, wenn eine Beinlängendifferenz unbehandelt bleibt.

Der Zweiwaagentest macht die unterschiedliche Belastung auf die Körperhälften sehr deutlich. Hierzu stellt man sich auf zwei Waagen, schaut gerade aus und liest dann die Differenz des Gewichtes auf den Waagen ab. Oftmals sind hier Belastungsunterschiede von bis zu 15 KG zu sehen. Das ist enorm, denn so laufen wir auch herum, mit allen bisher und im Folgenden erläuterten Konsequenzen auf unseren Körper.

Deshalb immer erst die Beinlängen als Basis für die Behandlung der Wirbelsäule ausgleichen! Dadurch kann man sicherstellen, dass der Patient „mit beiden Beinen im Leben steht".

Aber auch Kiefergelenksprobleme können von einer durch unterschiedliche Beinlängen ausgelösten Fehlstatik ausgehen. Das ist den Kieferchirurgen zwar bekannt, ihnen fehlt jedoch häufig das Wissen, wie man hier einfach Abhilfe schaffen kann. Es gibt inzwischen einige Kieferspezialisten, die Patienten vor einer notwendig gewordenen Operation, wie etwa bei irreparablen Abnutzungserscheinungen, zum Richten der Beinlängendifferenz in eine Praxis überweisen, wo die Dorn-Methode angewendet wird!

Doch das wohl schwerwiegendste Problem ist die ungleichmäßige Durchblutung und Versorgung der beiden Gehirnhälften durch die Beinlängendifferenz. Zum einen erhält das Gehirn durch die unterschiedliche Belastung der Füße, die sich daraus entwickelnden Verschiebungen der Wirbelkörper und die resultierende Fehlstatik, Fehlinformationen über die Verbindungsbahnen, die vom Rückenmark ausgehen. Zum anderen erfolgt eine Fehlversorgung der beiden Gehirnhälften über die Zwischenwirbellocharterie des 1. Halswirbels (Arteria vertebralis), was bei Kindern bei einer rechtsseitigen Beeinträchtigung eine eventuelle Hyperaktivität noch verschlimmern und bei linksseitigen Beeinträchtigungen zu Konzentrationsschwächen führen kann. Auch hier wird häufig beobachtet, dass das Richten der Beinlängen und des 1. Halswirbels diese Symptome zum Abklingen bringt. Vielleicht führt diese Begleittherapie in dem ein oder anderen Fall zur Reduktion von Ritalin bei ADS (Aufmerksamkeits-Defizit-Syndrom) – dies aber nur nach entsprechenden Untersuchungen und in Absprache mit dem behandelnden Arzt, da noch verschiedene andere Faktoren eine wichtige Rolle spielen.

Bei Erwachsenen besteht die Möglichkeit, dass bei einer Unterversorgung des Gehirns Schwindel und Kopfschmerzen auftreten. Da die rechte Gehirnhälfte sowohl für die linke Körperseite als auch für den emotionalen Teil – also der Gefühlsebene und der Intuition – zuständig ist, hingegen die linke Gehirnhälfte sowohl für die rechte Körperseite als auch für den rationalen Teil verantwortlich zeichnet, liegt es auf der Hand, welche Folgeerscheinungen bei ständiger Fehlinformation auftreten. Eine Seite ist ständig überbelastet, die andere ständig unterversorgt. Bei einer Unterversorgung der linken Gehirnhälfte kann es zu Konzentrations- und Gedächtnisschwächen kommen. Bei einer Unterversorgung der rechten Gehirnhälfte kann dies hingegen u.a. zu einem emotionalen Ungleichgewicht führen, was sich z.B. in schwankenden Gemütszuständen äußert. Die Palette reicht von gesteigerter Aggressivität bis hin zu Depressionen.

Als emotionale Ursachen bei Problemen im Becken-/Hüftbereich kann man von einer Entscheidungsangst bezüglich zukünftiger größerer Unternehmungen ausgehen. Der Patient zögert, etwas für seine Zukunft zu tun, weil er sich davor fürchtet, dass das Unternehmen scheitert. Oder es herrscht das Vorurteil, es könne sowieso nicht funktionieren.

Und zu guter Letzt kann man eine knöcherne Verschiebung im Hinterhauptbereich (Occipitalbereich) nach erfolgter Dorn-Behandlung noch leichter osteopatisch richten lassen. Bei akutem Krankheitsverlauf ist es sogar möglich, dass ein Ausgleich der Beinlängen

und das Beheben der Fehlstatik allein ausreichen, die Schädelkno-
chen wieder in die richtige Position zu bringen.

Die Dorn-Methode ist auch eine ideale Ergänzung zur Akupunktur oder Craniosacral-Therapie. Die Craniosacral-Therapie ver-
spricht noch größere Erfolge, wenn zu Beginn die Beinlängendifferenz
ausgeglichen wird. Dies gilt natürlich auch für Kombinationen mit
allen anderen Therapien, bei denen ein energetischer Ausgleich
unumgänglich ist.

**Warum erfolgt bei Dorn die Behandlung von der Körpermitte
her?**

Grundsätzlich sollte jeder in seiner Mitte ruhen können. Geistig
aber auch körperlich. Wenn dies, körperlich gesehen, nicht der Fall
und das Becken verschoben ist, ob nun durch eine Kreuzbeinblockade oder eine Verschiebung des Oberschenkelschaftes im Hüftgelenk,
müssen die Wirbelsäule und die Gelenke unterhalb der Hüfte die
dadurch entstandene Beinlängendifferenz ausgleichen. Dadurch können sich einzelne Wirbel verschieben, die dann wiederum auf Nerven
drücken oder Schmerzen z. B. in den Kniegelenken verursachen. Die
Wirbelsäule umhüllt den Rückenmarkskanal, der die Versorgung des
Gehirns mit allen lebenswichtigen Informationen sicherstellt und
umgekehrt die Informationen weiterleitet, die die korrekte Funktion
z.B. unserer Organe regeln. Nervenwurzeln zwischen den Wirbeln,
die vom Rückenmark abzweigen, sind gleichsam als Schaltstellen für
die nervöse Versorgung der Organe zuständig. Wirbelfehlstellungen
führen zur Fehlinformation der Organe; das Gedächtnis des Zellgewe-
bes verändert sich. Der Informationsaustausch, d.h. der Energiefluss,
wird durch solche Blockaden behindert. Dies kann Auswirkungen im
gesamten Körperbereich haben, also nicht nur im unteren Extremitä-
tenbereich, sondern auch bis in den Kiefer- und Schädelknochenbe-
reich. Hier haben die so genannten hermetischen Gesetze wieder einmal Recht, wenn es z.B. heißt: „Wie oben, so unten." Was in diesem
Fall bedeutet, dass sich z.B. ein verschobener Lendenwirbel, durch die
daraus entstehende Fehlstatik, bis in den Kopfbereich auswirken
kann.

Dass sich solche Blockaden letztlich natürlich auch auf das
Gemüt auswirken, sei außer Frage gestellt. Ebenso können aber auch
„seelische Blockaden", die sich oft durch innere körperliche Verspannungen bemerkbar machen, Auswirkungen auf das körperliche

Geschehen haben. So kann man nicht nur aus der körperlichen, sondern auch aus der geistigen Mitte geraten.

Was passiert nun bei der Übung zum Ausgleich der Beinlängen funktionell?

Untersuchungen von Dr. Markus Hansen (Vorsitzender des wissenschaftlichen Arbeitskreises der Dorn-Methode) mit dem Upright MRT im stehenden und liegenden Verfahren haben ergeben, dass entgegen früheren Annahmen bei der Hüftkorrektur nach Dorn keine primäre Veränderung in der Gelenkkapsel der Hüfte stattfindet, sondern ein Ausgleich muskulärer Dysbalancen.

Bei der Ausführung der Übung findet ein Ausgleich folgender Muskelzüge statt:

Der M. Iliopsoas (der Hüftbeugemuskel und stärkste Muskel des menschlichen Körpers) erfährt eine sogenannte reziproke antagonistische Hemmung, d h. er wird in seiner Funktion und im seinem Verlauf von der Wirbelsäule kommend zum Beckenknochen ziehend, durch diese Übung entspannt.

Gleichzeitig wird durch eine Außenrotation der M. Adduktor magnus, der zweigelenkige Oberschenkelanzieher gedehnt und dadurch der M. tensor fascia latae, als Gegenspieler entspannt.

Durch die Außenrotation wird also auch eine Aufrichtung des Beckens im Nachhinein vermieden.

Der M. Piriformis (birnenförmiger Gesäßmuskel) wird durch den Druck der Hand, oder Handtuchs myofascial entspannt und leicht gedehnt.

Durch dieses Zusammenspiel des Ausgleiches der hüftumgebenden Muskulatur werden die Beine scheinbar wieder gleichlang. Mit dem positiven Effekt, dass man tastsächlich wieder ausgeglichen und gerade steht. Zudem lösen sich verklebte Fascien, die auch maßgeblich mitverantwortlich für die Schmerzen und die Muskeldysbalancen sind.

Es gibt keine mir bekannte Übung, die das schneller und einfacher bewerkstelligen kann.

Hinweis:

Da die Muskelzüge ja in direktem Zusammenhang mit der Stellung des Hüftgelenkes stehen wird die Hüfte wieder in Ihre natürliche Haltung gebracht. Die Gelenkkapsel an sich wird nicht beeinflusst, jedoch erfährt sie eine Zugentlastung durch den muskulären Ausgleich.

Gerade die Übung zum Beckenschiefstand sollte man öfter wiederholen, damit die Anpassung der Muskel- und Bandstrukturen aktiviert wird. Es findet so eine schnellere „Umprogrammierung" des Zellgedächtnisses statt. Häufiges Wiederholen ist gefahrlos möglich, weil das Gelenk durch diese Übung nicht ausleiern kann. Im Gegenteil, die Kapsel wird so, wie oben erwähnt, in die richtige Position gebracht, und es findet ein Ausgleich der Muskelzüge statt.

Bei Beinlängendifferenzen von mehr als einem Zentimeter fühlt man sich nach dem Richten der Beinlänge oft so, als fehle an der vorher längeren Seite beim Stehen ein Stück. Daran kann man erkennen, wie schnell der Mensch sich an bestimmte Zustände gewöhnt. Mit dem Ausführen der Übung stellt sich auch das Bewusstsein für eine ausgeglichene Körperhaltung wieder ein.

Untersuchung

Hier gibt es gleich mehrere Möglichkeiten, eine Beinlängendifferenz zu bestimmen. Man misst sie am besten, wenn der Patient barfuß ist, da so eventuelle Fußdeformitäten besser erkannt werden. Damit der Patient selbst die Differenz deutlicher erkennt, können die Schuhe, sofern sie keine einseitige Erhöhung haben, zu Demonstrationszwecken erst einmal angelassen werden.

Der Patient legt sich auf der Behandlungsliege auf den Rücken.

VARIANTE 1 – KLASSISCH DORN: Der Therapeut stellt sich ans Fußende der Behandlungsliege und umfasst mit den Mittel- und Ringfingern die Knöchel. Die Daumen liegen in der Fußwölbung am Fersenballenanfang. Die Daumen drücken nun zum Patienten (proximal) hin, und unter diesem Druck werden die beiden Beine im leichten Halbkreis über außen nach oben gebracht. Dabei atmen Patient und Therapeut aus. Die Beine kommen nebeneinander fast senkrecht (70-80°) zum Stehen. Die Differenz ist nun an den Daumen und an den Knöcheln bzw. den unterschiedlichen Fußsohlenhöhen zu erkennen. Wenn der Therapeut zwischen den Beinen das Gesicht des Patienten sehen kann, so muss die Nase auf der Mittellinie liegen – Kimme-und-Korn-Prinzip. Eine etwas nach vorne gekippte Fußsohle, die nicht parallel zur anderen steht, weist auf Probleme im Iliosakralgelenk hin.

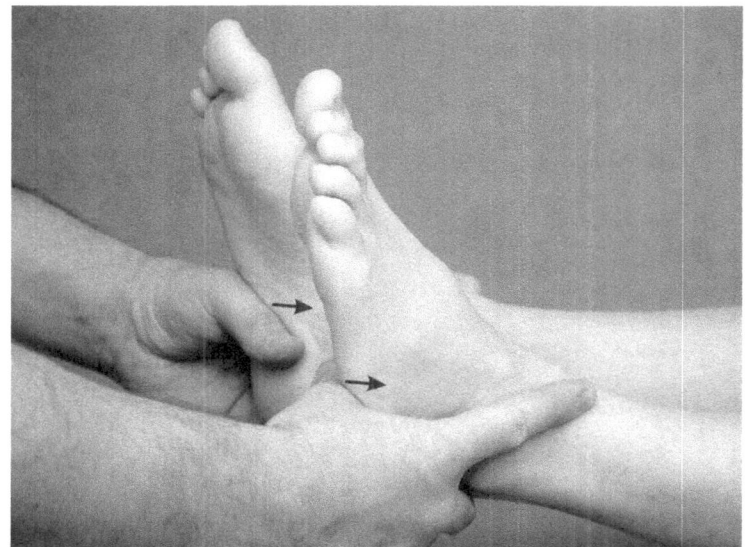

(Abb. 2.4 a)

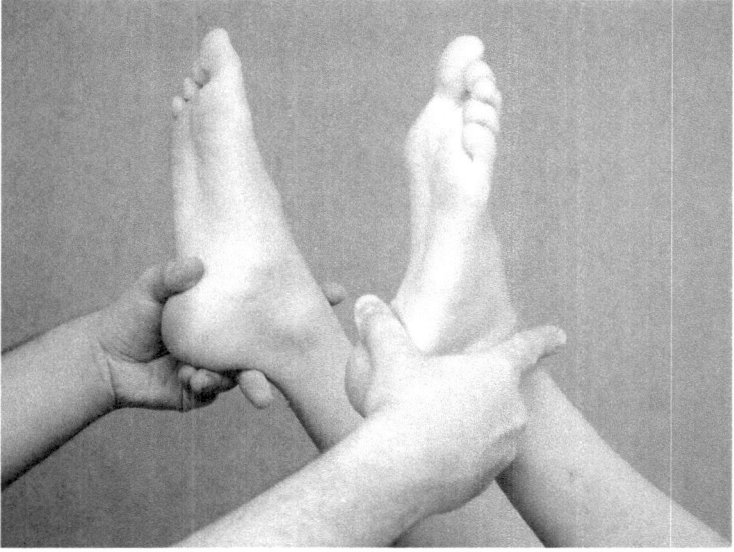

(Abb. 2.4 b)

Zudem kann man an der Seite, an der das Bein kürzer ist, sehen, dass sich der Fuß in fast allen Fällen nach innen senkt, d.h. die Inversion wird verstärkt. Dies geschieht über die Fehlstatik, da der Fuß an der kürzeren Beinseite mit der Außenkante den Beinlängenunter-

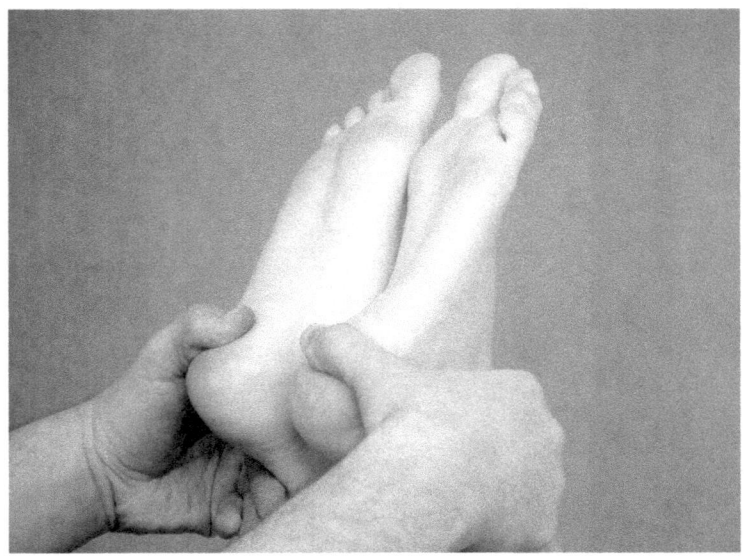

(Abb. 2.4 c)
Abb. 2.4 a bis c zeigen die klassische Variante. Abb. 2.4 c zeigt deutlich die Beinlängendifferenz an der Ferse.

schied im Verhältnis zur längeren Seite ausgleicht. Dadurch wiederum neigt man auch leichter zum Einknicken des Fußes an der kürzeren Seite, wie vorhin bereits erwähnt.
Um Überspannungsreaktionen auf den unteren Lendenwirbelsäulenbereich zu vermeiden, sollten die Beine nacheinander wieder abgelassen werden, indem man sie im Kniegelenk anwinkelt und dann nacheinander ablegt.

VARIANTE 2: Der Therapeut stellt sich ans Fußende, legt die rechte Hand von außen unter die linke Achillessehne und die linke Hand entsprechend um die rechte. Dann werden die Beine locker ausgeschüttelt, Patient und Therapeut atmen ein, und beim Ausatmen werden die Beine wie oben beschrieben nach oben gebracht. Dabei greift der Therapeut um. Weiter wie in Variante 1.

EINE ALTERNATIVE bzw. Ergänzung zu den oben beschriebenen Techniken, die vor allem bei Bandscheibenproblemen angebracht ist: Beine des liegenden Patienten nebeneinander aufstellen, eine mögliche Differenz ist an der Kniehöhe erkennbar. Diese Methode ist jedoch etwas ungenauer, wenn z.B. das ISG (Iliosakralgelenk)

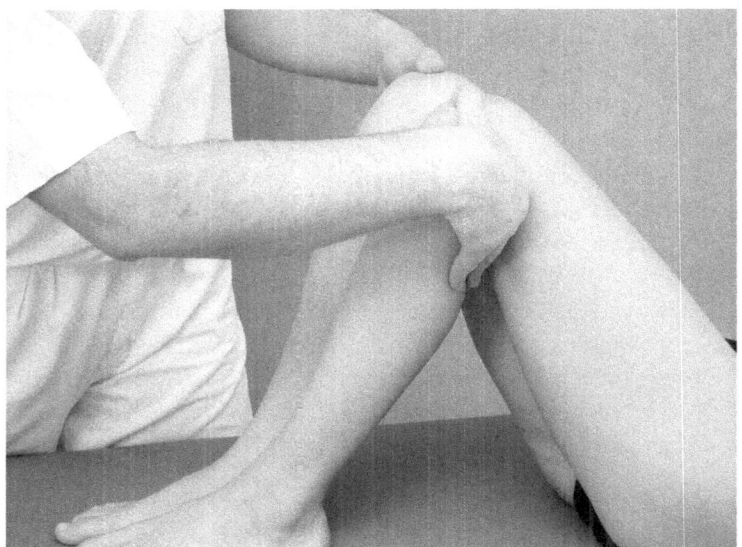

(Abb. 2.5) Alternative

zusätzlich verschoben ist. Für eine genauere Messung sollte es vorher gerichtet werden.

Eine weitere Messmethode, nämlich die in Bauchlage mit angewinkelten Knien, erweist sich dann als ungenau, wenn zudem noch Kniegelenke oder Sprunggelenke verschoben sind.

Eine bisher übliche Methode, eine Beinlängendifferenz herauszufinden, ist die, den auf dem Rücken liegenden Patienten an den Sprunggelenken festzuhalten und dann aufsitzen zu lassen. Das Bein, das sich beim Aufrichten nach vorne schiebt, ist das vermeintlich längere. Diese Methode zeigt jedoch lediglich eine Blockierung im Iliosacralgelenk, aber keine wirkliche Beinlängendifferenz, die von den die Hüfte umgebenden fehlbelasteten Muskeln herrührt. Außerdem ist sie für Bandscheibenpatienten zu wirbelsäulenbelastend.

Im Stehen die Beinlängendifferenz, also das längere Bein, exakt zu ermitteln, z.b. mit einer „Beckenwaage", ist auch ungenau. Das Kleinhirn versucht nämlich im Stehen, unter Zuhilfenahme des Beckens, die Verschiebungen der Wirbelsäule in die anatomische Mitte zu bringen. So entsteht oft eine Überkorrektur des Beckens zur Gegenseite. „Schuherhöhungen" an einer Seite sind dann häufig am „falschen" Bein, nämlich dem Längeren, zu beobachten.

Der Vorteil bei der Messmethode nach Dorn in Rückenlage ist die „Verriegelung" des ISG, also wenn die Beine über 60 Grad gestreckt nach oben genommen werden. Wenn man auf die Fersen drückt, entfällt eine Abweichung über den Kreuzbeinbereich.

Außerdem agiert das Kleinhirn im Liegen nicht wie oben bei der Messmethode im Stehen beschrieben.

So entsteht ein exaktes Ergebnis, welches ausschließlich das verschobene Hüftgelenk des längeren Beines betrifft (Kniegelenks- und Sprunggelenksverschiebungen sind natürlich trotzdem zu berücksichtigen).

Wichtig: Auch nach dem Richten der Knie-, Sprung- und Iliosakralgelenke immer wieder die Beinlängendifferenz überprüfen. Das ist insbesondere bei den ersten Behandlungen wichtig, um leichter die Schwachstellen, also die durch Muskelzüge ins Ungleichgewicht geführten Gelenke, herauszufinden.

Behandlung/Eigenübung

In diesem Fall eignet sich die Eigenbehandlung am besten.

Die Behandlung erfolgt nach der REGEL:

> *„Aus der Abwinklung, tief ausatmen,*
> *Druck auf das Gelenk, zurück in die Normalposition!"*

Die Gelenke vorher jedoch immer ausrichten bzw. zueinander begradigen. Diese REGEL beschreibt bestens, welchem Prinzip das Korrigieren der Gelenke folgt.

Da man nach der Dorn-Behandlung manches aus anderer Perspektive betrachtet, sei an dieser Stelle folgender Hinweis gestattet:

Im klassischen Sinne wird immer das kürzere Bein als das „kranke" Bein bezeichnet, da man davon ausgeht, dass es nicht so schnell mitgewachsen ist. Oder dass eine Kreuzbeinblockade vorliegt, ohne dabei eine Hüftgelenkverschiebung in Betracht zu ziehen. Der Dorn-Therapeut sieht das „längere" Bein als das Bein an, auf das sein Augenmerk gerichtet werden muss. Das Bein erscheint nur deshalb länger, da das verschobene Druck-Zugverhältnis auf die Muskelzüge das gesamte Bein ab der Hüfte abwärts in eine übermäßig Innenrotierte Position führt und damit die Hüfte aufrichtet.

Aber Achtung: Fast immer ist zu beobachten, das zwar das gesamte Bein der längeren Seite durch die Aufrichtung der Hüfte nach innen rotiert ist, aber die Seite des kürzeren Beines die Seite ist, an der das Sprunggelenk eine zu starke Inversion erfährt, also ein nach innen Drehen des Fußes, sozusagen als Ausgleich zum längeren Bein.

Eine Fehlbelastung auf Knie und Sprunggelenke erklärt sich hier von selbst, dementsprechend auch die daraus entstehende Wechselwirkung auf die Hüfte. Sind beide Beine gleich lang, bitte trotzdem die Beinlängenkorrektur erst auf einer Seite durchführen, dann kontrollieren. Falls dann eine Differenz auftritt, so waren die Muskelzüge beider Seiten gleichermaßen fehlbelastet. In diesem Fall anschließend beide Seiten gleichmäßig beüben. Deshalb hier eine einfache Vorgehensweise:

Hüftkorrektur auf einer Seite durchführen, dann Beinlängenkontrolle. Sollten die Beine gleich lang bleiben, sind noch Knie- und Sprunggelenk auf der selben Seite zu überprüfen, mit jeweils anschließender Beinlängenkontrolle. Sind danach die Beine immer noch gleich lang, könnte, falls keine Beschwerden in den unteren Extremitäten vorliegen, die Untersuchung des anderen Beins entfallen. Sollten nach dem Richten der einen Seite die Beinlängen ungleich sein, werden auf der anderen Seite alle Gelenke ebenso gerichtet.

Zu berücksichtigen ist, dass durch das mehrmalige Richten und Wiederholen der „längeren Seite" eine schnellere Umprogrammierung in den Zentren des Gehirns stattfindet, die für das Neu-Erlernen, bzw. das Abgewöhnen alter Bewegungsmuster zuständig sind. Muskeln, Sehnen und Bänder können sich so der veränderten Körperhaltung schneller anpassen.

Gegebenenfalls oben genannte Übung wiederholen und in ganz hartnäckigen Fällen während des Ablegens eine kleine Kreisbewegung nach außen (Außenrotation) im Hüftgelenk ausführen lassen. Wenn das alles nichts hilft, jeweils nochmal nach dem Richten der Knie, der Sprunggelenke und zuletzt nach Korrektur des Iliosakralgelenks die Beinlängen prüfen. Denn auch hier können sich vergrößerte Gelenkspalten befinden. Falls auch dies nicht zu dem gewünschten Erfolg führt, bitte an die 2% der tatsächlich anatomische Beinlängendifferenzen denken und eventuell die Knochenlänge nachmessen.

Ist dem Patienten unbekannt, ob eine Differenz besteht und wenn, welches das „längere" bzw. „kürzere" Bein ist, kann folgender Hinweis nützlich sein: Einfach mit beiden Beinen auf dem Boden stehen. Wenn man das Gefühl hat, eine Seite mehr zu belasten, bzw. auf einer Seite mehr zu stehen, kann man von einer Beinlängendifferenz ausgehen. In Haushalten mit zwei Körperwaagen kann man dies auch optisch mit dem „Zweiwaagentest" darstellen. Man stellt zwei Waagen nebeneinander und stellt sich mit einem Fuß auf die eine und mit dem anderen Fuß auf die andere Waage – bitte erst hinsehen, wenn man das Gefühl hat, gleichmäßig zu stehen. Bei einem Beckenschiefstand können hier Druckdifferenzen von bis zu 10 kg herrschen. Dadurch kann man schon ersehen, welche Statikprobleme durch die unterschiedliche Gewichtsverteilung auf die gesamte Wirbelsäule und die Gelenke entstehen können.

Nach Durchführung der Übungen gehen diese Differenzen auf ein Drittel zurück oder verschwinden ganz – ein sichtbarer Schritt auf dem Weg zur Mitte.

Man sollte jedoch die Übung über einen Zeitraum von einem halben Jahr mindestens zweimal täglich durchführen, da Bänder, Sehnen und Gelenke diese Zeit benötigen, um sich dauerhaft umzustellen und anzugleichen. Auch sollte man ab diesem Zeitpunkt ein Übereinanderschlagen der Beine ganz vermeiden.

Die Übung geht so:

Der Patient liegt auf dem Rücken und winkelt das Bein, welches er behandeln möchte, jeweils im 90°-Winkel im Hüftgelenk und im Kniegelenk ab. Das Bein ausrichten. Beim rechten Bein liegt seine rechte Hand, beim linken Bein seine linke Hand etwas unterhalb der Gesäßfalte an. Nun wird das Bein gegen den Widerstand der Hand hingelegt, wobei der Patient ausatmet. Der Therapeut kann das Ganze mit leichtem Druck auf die Hüfte des Patienten stabilisieren, auch kann er den Patienten an der Wade leicht von unten her unterstützen. Auch hier gilt wieder die bereits erwähnte REGEL.

Zu dieser Übung gibt es zwei Alternativen:

Ein schmales, längs gefaltetes Handtuch wird etwas unterhalb der Gesäßfalte gelegt, die Enden in beide Hände genommen und beim Ablegen des Beines nach oben in Richtung Kopf (cranial) angezogen (außen etwas stärker). Dabei ist unbedingt darauf zu achten, dass der Zug beim Ablegen des Beines bis zuletzt stattfindet, das Bein auch wirklich ganz abgelegt wird und das Handtuch nicht verrutscht. Die Hände werden dabei immer in Höhe des Nabels gehalten. Beim Streckvorgang bitte langsam und gleichmäßig ausatmen, denn so kann sich die Muskulatur besser entspannen.

Tipp:

Das Handtuch kann zum besseren Halt auch über Kreuz genommen werden.

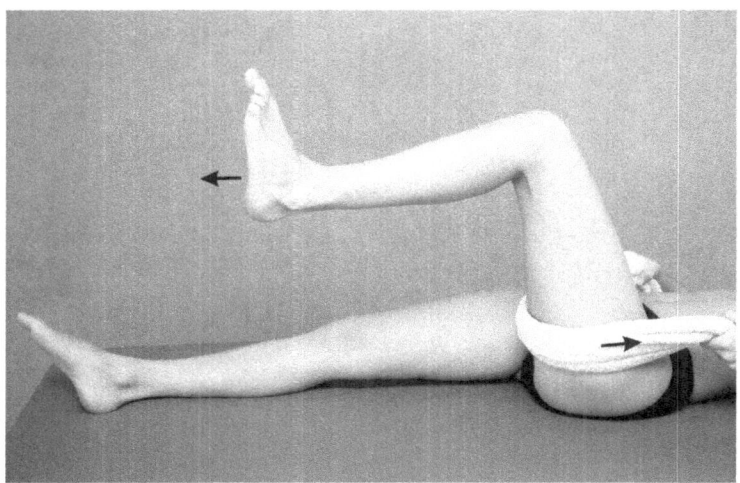

(Abb. 2.6 a) Anfangsstellung der Beinlängenkorrektur

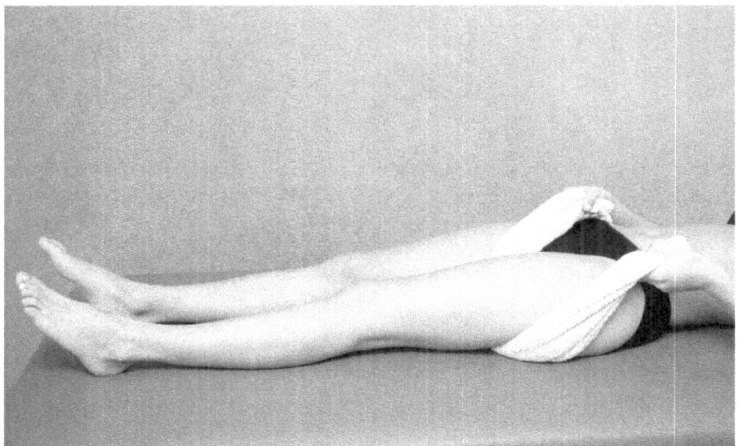

(Abb. 2.6 b) Endstellung der Beinlängenkorrektur

Vorteile dieser Variante:
- sie wirkt 3-dimensional, d.h. alle Seiten werden berücksichtigt
- es ist mehr Zug auf die Muskulatur möglich
- der Ablauf ist etwas kontrollierter,
  und ein Handtuch neben dem Bett ist eine gute Erinnerung daran,
  diese Übung abends und/oder morgens im Bett zu absolvieren.

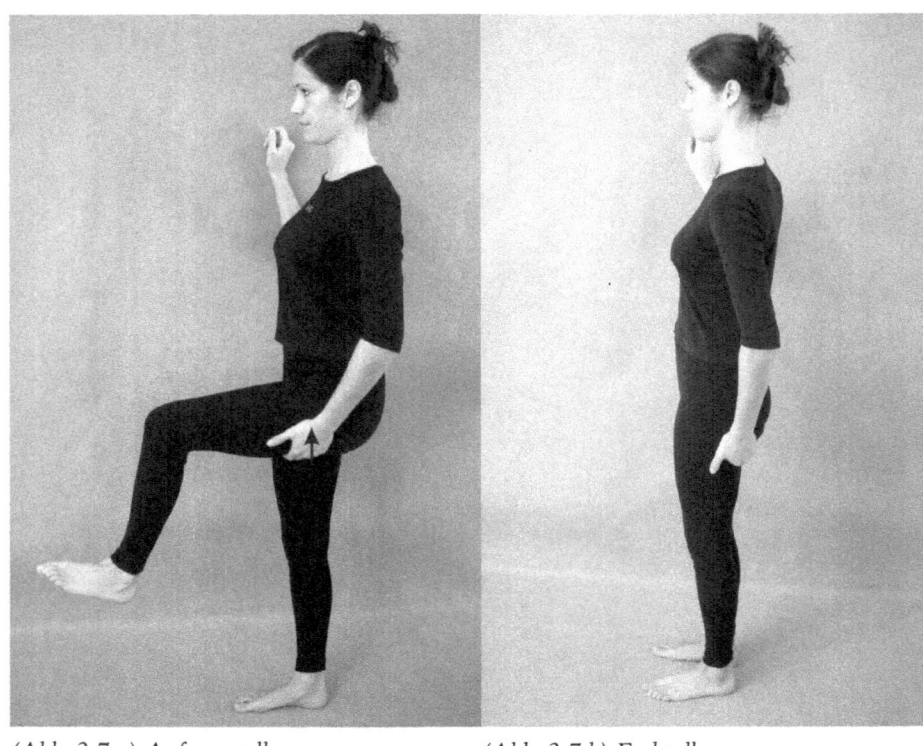

(Abb. 2.7 a) Anfangsstellung   *(Abb. 2.7 b) Endstellung*

Oder – im Stehen, die kleine Übung zwischendurch:
  Bein anheben, die 90°-Winkel beachten, die Hand oberhalb der Gesäßfalte legen und dann beim Ausatmen gegen den Widerstand der Hand das Bein abstellen. Perfekt nach längeren Autofahrten, besonders für alle, die von Berufs wegen fahren, wie Taxifahrer, Kraftfahrer, Außendienstler etc.
  Da auch hier, wie bei allen anderen Korrekturen durch die Dorn-Methode, keine Abnutzung der Gelenke stattfindet, vielmehr die Übung einen weiteren Verschleiß verhindert, kann diese unbedenklich beliebig oft täglich wiederholt werden. Diese Variante ist sehr empfehlenswert vor sportlicher Aktivität. Ein ausgeglichenes Becken führt über ein harmonisches Zusammenspiel der Muskeln zu einer optimalen Statik. Das vergrößert die Muskelkapazität und ermöglicht eine bessere Sauerstoffaufnahme der Muskulatur, da einseitiges Erschlaffen oder Belasten unterbleiben. Das Verletzungsrisiko, besonders bei Sportlern, wird zusätzlich durch ein Richten der Gelenke gemindert.

Beim Beinlängenausgleich sollte auf jeden Fall eine Innenrotation des Hüftgelenks vermieden werden, da sonst das Hüftgelenk luxiert (ausgehebelt) werden kann (besonders bei instabilen Hüftgelenken). Bei jeder Variante dieser Übung wird der Akupressurpunkt 36 auf dem Blasenmeridian aktiviert, der in der Mitte der Gesäßfalte liegt und der die Durchblutung der Beine aktiviert. Außerdem kann eine Stimulierung dieses Punktes einer Ischialgie vorbeugen oder diese lindern.

An dieser Stelle noch ein Beispiel aus der Praxis:
Ein fünfzigjähriger Patient klagte über starke Schmerzen im rechten Hüftgelenk, nachdem er 3-4 Monate zuvor beim Skifahren aus dem Stand seitlich weggerutscht war. Der daraufhin konsultierte Orthopäde stellte auf den Röntgenbildern eine „dem Alter entsprechende" Gelenkabnutzung fest. Er verschrieb dem Patienten ein Mittel zur Linderung der Schmerzen und eines als Entzündungshemmer. Seiner Einschätzung nach müsse sich der Patient in 5-10 Jahren auf ein künstliches Hüftgelenk einstellen. Diese Prognose ist sicher erst einmal richtig. Der Patient bekam allerdings nach drei Wochen aufgrund der Medikamente solche Magenschmerzen, dass eine Einnahme über einen so langen Zeitraum von 5-10 Jahren unmöglich war.

Als er dann das erste Mal in meine Praxis kam, konnte eine Beinlängendifferenz von sage und schreibe 3 cm festgestellt werden – funktionell, wohlgemerkt! Eine zusätzliche Kreuzbeinblockade verursachte einen ischiasähnlichen Schmerz, der seitlich am Bein nach unten zog. Des Weiteren war der 5. Lendenwirbel nach innen verschoben. Alle drei Probleme konnten erfolgreich behoben werden. Durch den Ausgleich des großen Beinlängenunterschiedes „schwankte" der Patient zwar für einen kurzen Moment (da sich durch den relativ schnellen Ausgleich der Beinlängendifferenz, die jahrelang bestand, das Gleichgewichtsorgan erst wieder anpassen muss) – dies legte sich jedoch recht schnell. Ich riet dem Patienten, 3-5-mal täglich die Selbstübung für den Beinlängenausgleich und die Eigenübung zum Iliosakralgelenk (siehe Eigenübung in Kapitel 5, Iliosakralgelenk) durchzuführen. Auch solle er zukünftig auf das Übereinanderschlagen der Beine verzichten. Nach vier Behandlungen und einem Zeitraum von eineinhalb Monaten war er völlig schmerzfrei. Ab diesem Zeitpunkt können sich die Knorpelstrukturen wieder regenerieren. Der Patient hat nun die Chance, dass die Operation nach einer dauerhaften Gelenkrichtigstellung unterbleiben kann.

Tipp:

Patient vor und nach der Beinlängenkorrektur laufen lassen. Das gesamte Gangbild verändert sich positiv, sichtbar und hörbar, da der Patient unter anderem wieder gleichmäßiger auftreten kann.

Das nachfolgende Bild zeigt die Korrektur der Hüfte beim Säugling. Hier ist darauf zu achten, dass das Bein beim Richten eine anatomisch korrekte Außenrotation beschreibt. Man benutzt hier auch nur einen oder zwei Finger und legt das Bein dann unter leichtem Druck oberhalb der Kniescheibe wieder in die Ausgangsposition ab.

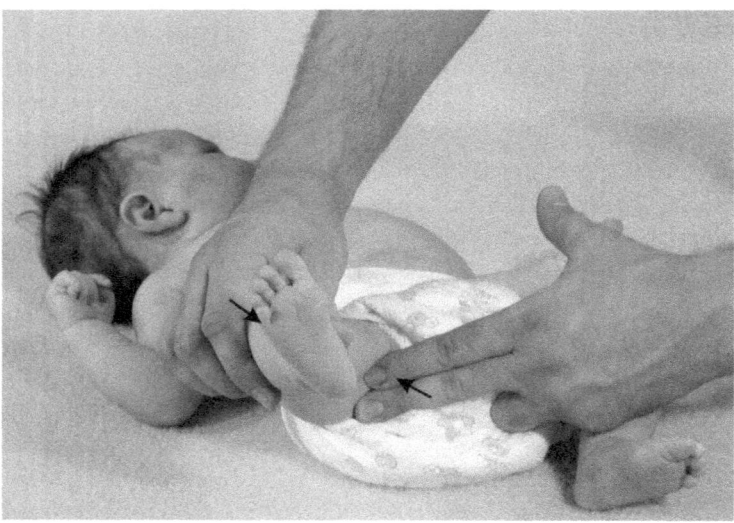

(Abb. 2.8)

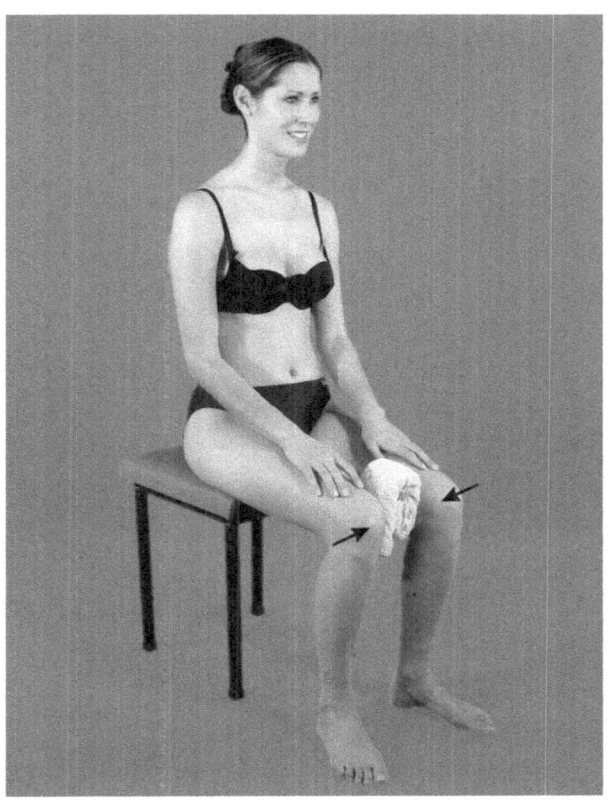

(Abb. 2.9)

Kräftigungsübungen für das Hüftgelenk

1) *Übung für die Adduktoren (Oberschenkelanzieher; sie befinden sich an der Innenseite der Oberschenkel):*

Man sitzt mit gerade aufgerichtetem Oberkörper auf einem Stuhl. Die Füße sind hüftbreit auseinander auf dem Boden. Zwischen den Oberschenkelinnenseiten liegt ein zusammengerolltes Handtuch. Nun wird das Handtuch unter dem Druck der Oberschenkel gleichmäßig zusammengepresst. Während man den Druck ca. 10 Sekunden aufrecht hält, atmet man normal weiter.

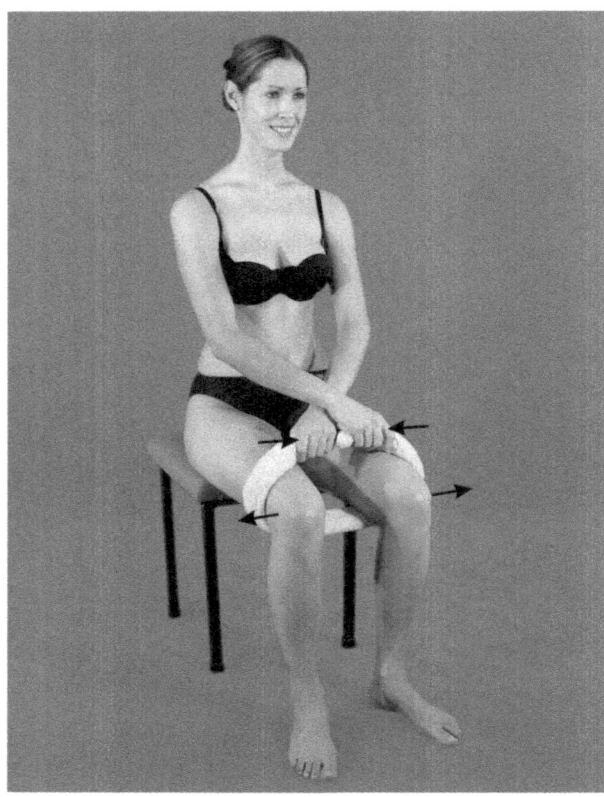

(Abb. 2.10)

2) *Übung für die Abduktoren (Oberschenkelabspreizer, die sich an der Außenseite der Oberschenkel befinden):*
Man sitzt bei dieser Übung ebenso mit geradem Oberkörper, die Füße wieder hüftbreit auseinander gestellt. Nun wird ein längeres Handtuch, welches etwa handbreit längs gefaltet ist, von unten her um beide Oberschenkel gelegt. Die Hände greifen dieses Handtuch über Kreuz und gegen den Zug der Hände versuchen nun die Oberschenkel nach außen zu drücken. Bei dieser Art von Anspannungsübung findet natürlich keine Bewegung statt.

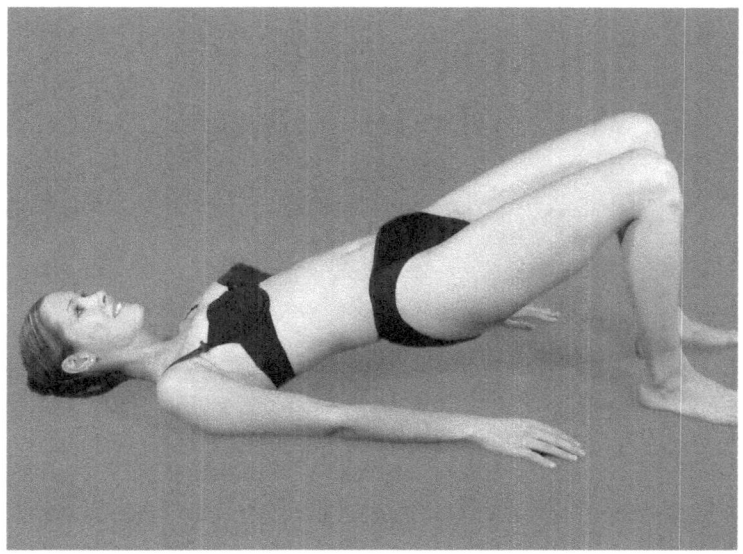

(Abb. 2.11)

3) Übung für die Gesäßmuskulatur (Glutealmuskulatur) und die untere Rückenmuskulatur, welche die Hüftgelenke und den unteren Rumpfbereich von hinten stabilisieren:

Man liegt mit angewinkelten Kniegelenken auf dem Rücken, die Füße sind hüftbreit, fest auf den Boden gedrückt und auf den Boden abgelegt. Die Arme liegen seitlich neben dem Oberkörper. Um ein Überstrecken der Halswirbelsäule nach hinten zu vermeiden, sollte man ein leichtes Doppelkinn machen.

Nun spannt man die Bauchmuskeln an und hebt dabei das Becken so weit wie möglich von der Unterlage ab.

Diese Übung kann verstärkt werden, wenn man nacheinander die Füße kurz von der Unterlage abhebt. Das so genannte „Laufen" stärkt die Multifidii, die Muskulatur der Zwischenwirbelräume, die dafür sorgt, dass die Wirbelkörper stabiler in ihrer Mitte gehalten werden und sich nicht so leicht verschieben können.

3. Das Kniegelenk (Articulatio genus)

Anatomie

Das Kniegelenk ist das größte Gelenk des menschlichen Körpers. Es ist ein zusammengesetztes Gelenk, in dem der Oberschenkelknochen (Femur), das Schienbein (Tibia) und die Kniescheibe (Patella) in gelenkiger Verbindung stehen. Unterschieden wird in Femoropatellargelenk, zwischen Oberschenkelknochen und Kniescheibe, und Femorotibitalgelenk zwischen Oberschenkelknochen und Schienbein. Durch die beiden Menisken werden die Gelenkflächen von Oberschenkel- und Unterschenkelknochen angepasst. Sie dienen als Puffer zwischen den Gelenken, und die kraftaufnehmende Fläche wird so vergrößert.

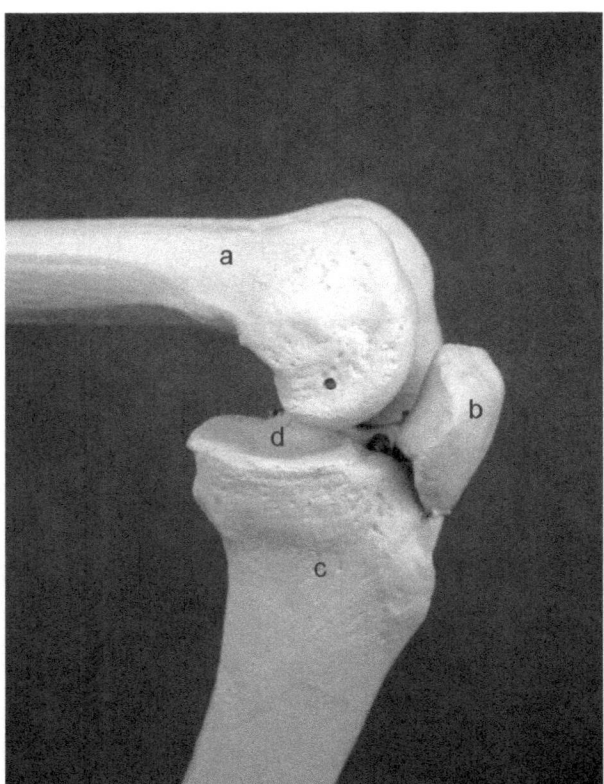

(Abb. 3.1)
a: Oberschenkel-
knochen
(femur)
b: Kniescheibe
(patella)
c: Unterschenkel-
knochen
(tibia)
d: Gelenkspalt

Ursachen – Zusammenhänge

Auch das Knie kann Ursache für einen Beckenschiefstand sein. Wenn der Gelenkspalt in einem Knie vergrößert ist (bis zu 1 cm), entsteht ebenfalls eine „Beinlängendifferenz". Bei Menschen, die einen „knienden Beruf" ausüben (z.B. Fliesenleger), ist bei seitlichen Röntgenaufnahmen oft eine gegengleiche Verschiebung von Unter- zu Oberschenkelbereich zu sehen.

Bei Sportlern ist nach Verletzungen häufig eine Rotationsfehlstellung im Kniegelenk zu beobachten, d.h. der Oberschenkel ist gegen den Unterschenkel verdreht und die Kniescheibe leicht „verrutscht".

Auch ein verkürzter Beinbeuger (Beinbizeps) kann durch einen zu starken reflektorischen Druck der Kniescheibe auf das Kniegelenk zu Schmerzen führen. Abhilfe schafft hier eine gezielte Dehnung der verkürzten Beinbeugermuskulatur (siehe Abb. 3.2).

Nach Operationen am Knie (Meniskus oder Kreuzband) sollte frühestens nach drei Wochen mit dem Richten begonnen werden. Außer-

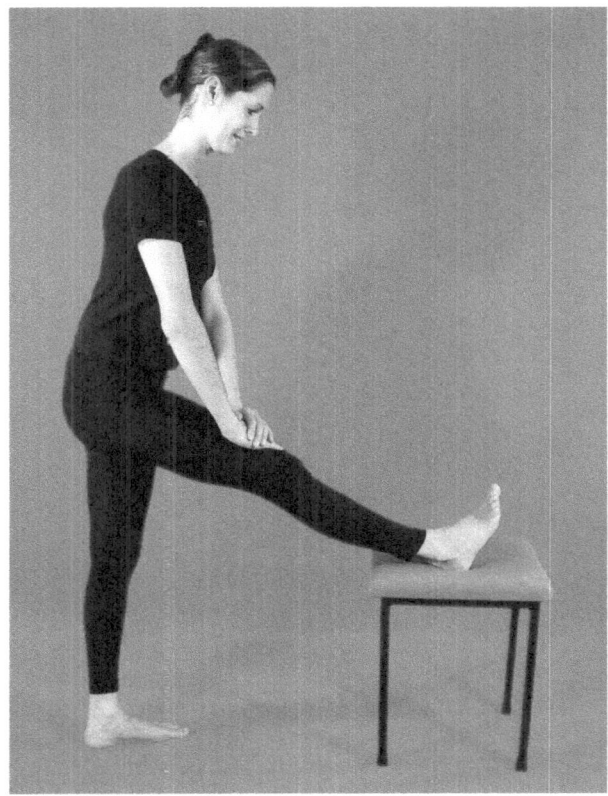

(Abb. 3.2)
*Auf eine gerade
Rückenhaltung
ist zu achten.*

dem ist bei Gelenkproblemen generell auch ein Augenmerk auf den „dazugehörigen" Wirbel zu legen. Im Falle von Knieproblemen lohnt sich ein genauerer Blick auf den 3. Lendenwirbel (L3), um Fehlstellungen gegebenenfalls zu behandeln. Im Übrigen empfiehlt es sich, beide Knie zu behandeln. Durch eine unterschiedliche Beinlänge werden nämlich auch die Knie unterschiedlich belastet.

Im emotionalen Bereich kann man bei Kniepatienten eine gewisse Unflexibilität bezüglich der eigenen Zukunft vermuten. Sie sind oft stolz und haben Probleme, sich dem Fluss des Lebens zu beugen.

Behandlung

Der Therapeut steht an der Seite der Behandlungsliege, an der sich das zu behandelnde Knie befindet.

Nach der REGEL „Aus der Abwinklung, tief ausatmen, Druck auf das Gelenk, zurück in die Normalposition!" wird zuerst das Bein des liegenden Patienten in 90°-Winkeln sowohl im Beckenbereich als auch am Knie angewinkelt, dann ausgerichtet. Dabei ist darauf zu ach-

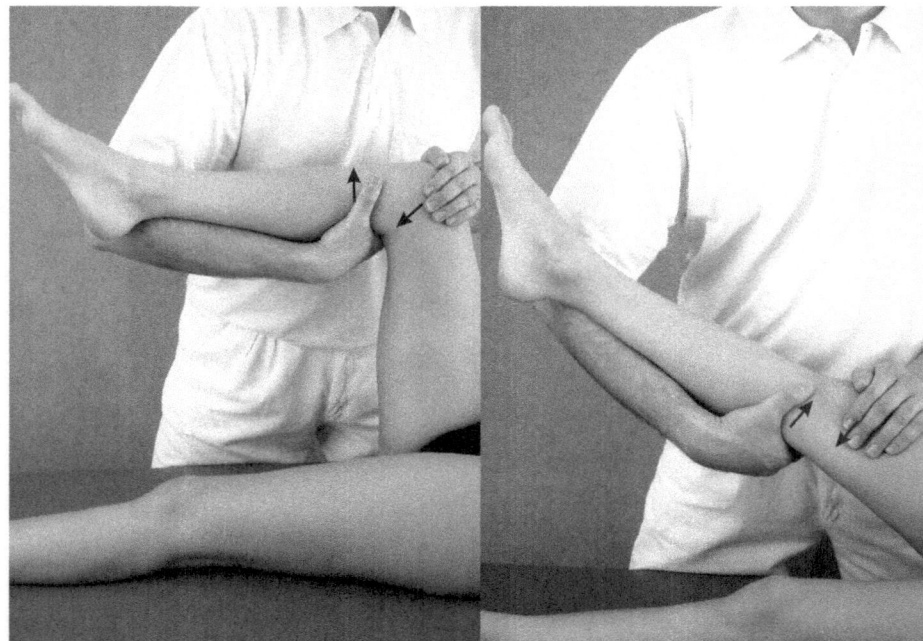

(Abb. 3.3 a) Anfangsstellung　　　*(Abb. 3.3 b) Endstellung*

ten, dass das Bein einer geraden Linie folgt. Danach erfolgt die Korrektur:

KLASSISCH NACH DORN umfasst eine Hand die Wade, und der Unterschenkel des Patienten liegt auf dem Unterarm des Therapeuten. Die andere Hand wird auf die Kniescheibe gelegt. Während die Hände gegengleich auf das Gelenk drücken, wird das Bein gestreckt. Dabei ausatmen. 3-6-mal wiederholen. Ausstreichen.

Diese Übung hilft vor allem, wenn der Oberschenkel gegengleich gegen den Unterschenkel verschoben ist und so die Schmerzen verursacht.

Oder:

Der Patient liegt ebenfalls mit dem Rücken auf der Behandlungsliege. Er winkelt, wie bei der bereits beschriebenen Methode, das Hüftgelenk und das Kniegelenk jeweils im 90°-Winkel an. Wenn das rechte Knie gerichtet wird, steht der Therapeut rechts neben der Liege. Er legt nun seine Wange in Blickrichtung des Patienten auf die Kniescheibe, wobei der Druck im 90°-Winkel auf die Kniescheibe ausge-

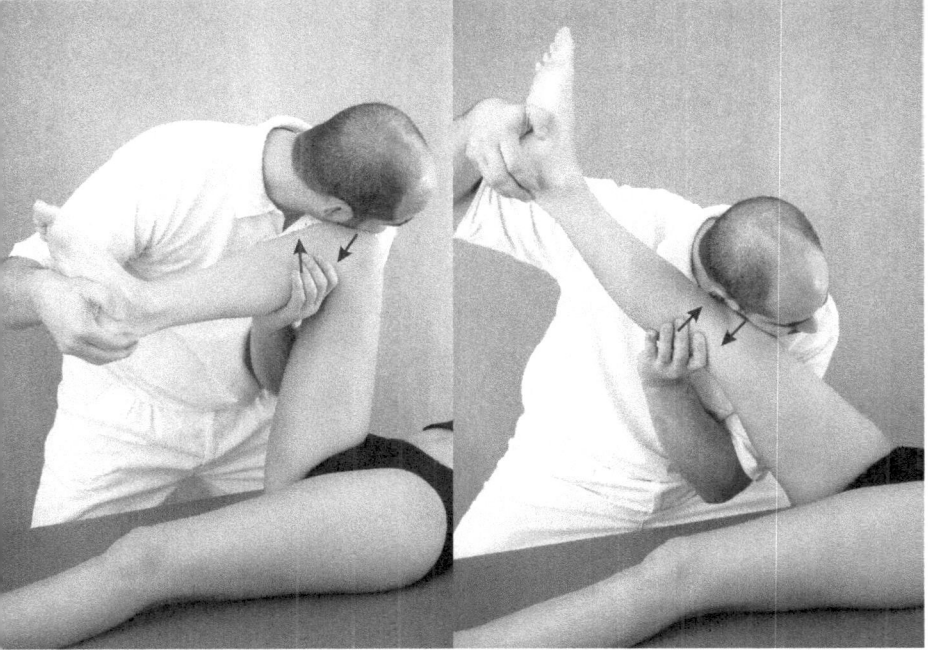

Abb. 3.4 a) Anfangsstellung   (Abb. 3.4 b) Endstellung

führt wird. Die linke Hand umfasst die Wade direkt unterhalb des Kniegelenks, mit Druckrichtung Decke. Die rechte Hand stabilisiert als Gegendruck die Ferse in Richtung Wange. Dann wird das Kniegelenk unter diesem Druck gestreckt.

EINE ANDERE METHODE: Die Hand des Therapeuten, die dem Kopf des Patienten näher ist, umfasst das Bein oberhalb des Kniegelenks, die andere Hand stabilisiert das Bein an der Fußsohle in Höhe Ferse bis Fußmitte. Der Fuß und das Kniegelenk sollten nun einen geraden Verlauf bilden und seitlich nicht abweichen. Der Therapeut legt nun seine Wange auf die Kniescheibe des Patienten, wobei er dem Patienten ins Gesicht schaut. Dann wird unter Druck, sowohl der beiden Hände des Therapeuten auf das Kniegelenk als auch der Wange des Therapeuten auf die Kniescheibe in Winkelrichtung, das Bein ausgestreckt, wobei Patient und Therapeut ausatmen, und dann wieder in die Ausgangsposition zurückgeführt. Hierbei ist oft ein „Knirschen" des Knies zu hören. Dieses Knirschen lässt meist im Laufe der Behandlung nach. (Bei dem „Knirschen" handelt es sich meist

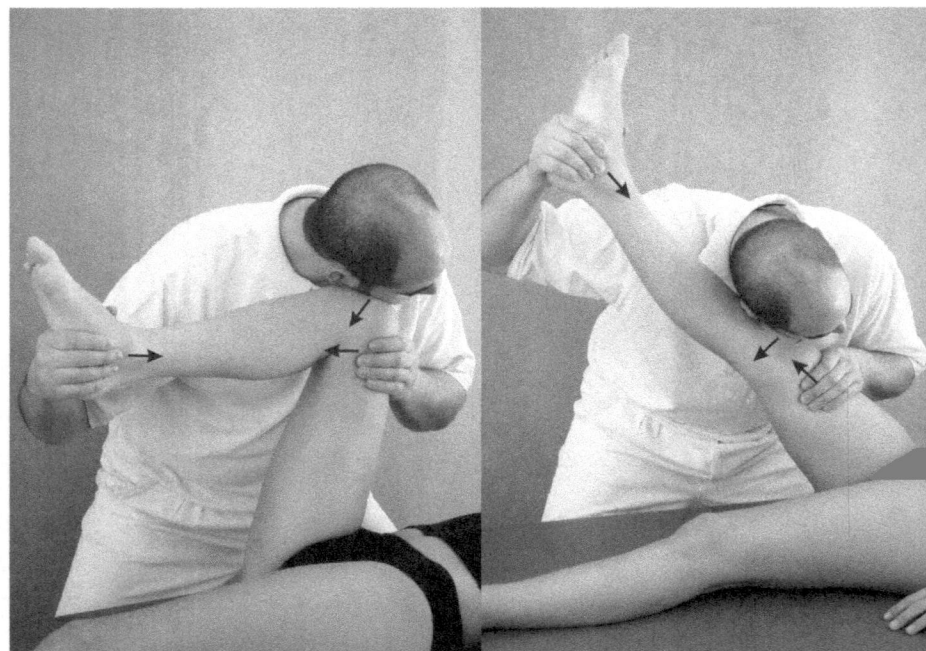

(Abb. 3.5 a) Anfangsstellung   (Abb. 3.5 b) Endstellung

um Ablagerungen unter der Kniescheibe, welche durch eine zusätzliche Mobilisation der Kniescheibe rasch verschwinden. Hierzu wird die Kniescheibe unter leichtem Druck der Handfläche in verschiedene Richtungen bewegt.) Die Übung 6-10-mal wiederholen und dann ausstreichen.

Diese Variante dient dazu, eine Rotationsfehlhaltung im Kniegelenk und die damit verbundenen Schmerzen zu beseitigen. Überdehnte Bandstrukturen können so entlastet werden.

Eigenübung

Der Patient umfasst mit der einen Hand seine Wade unterhalb der Kniekehle. Die andere Hand wird direkt auf die Kniescheibe gelegt. Die Finger kommen direkt auf die Kniescheibe. Der Standfuß bleibt die ganze Zeit flach am Boden. Unter Ausatmen Druck mit Wadenhand nach vorne und mit der anderen Hand auf die Kniescheibe ausüben. So wird sozusagen der Oberschenkel über den Unterschenkel gezogen. Dabei das Bein durchstrecken. Ein paar Mal wiederholen und dann das Bein wechseln.

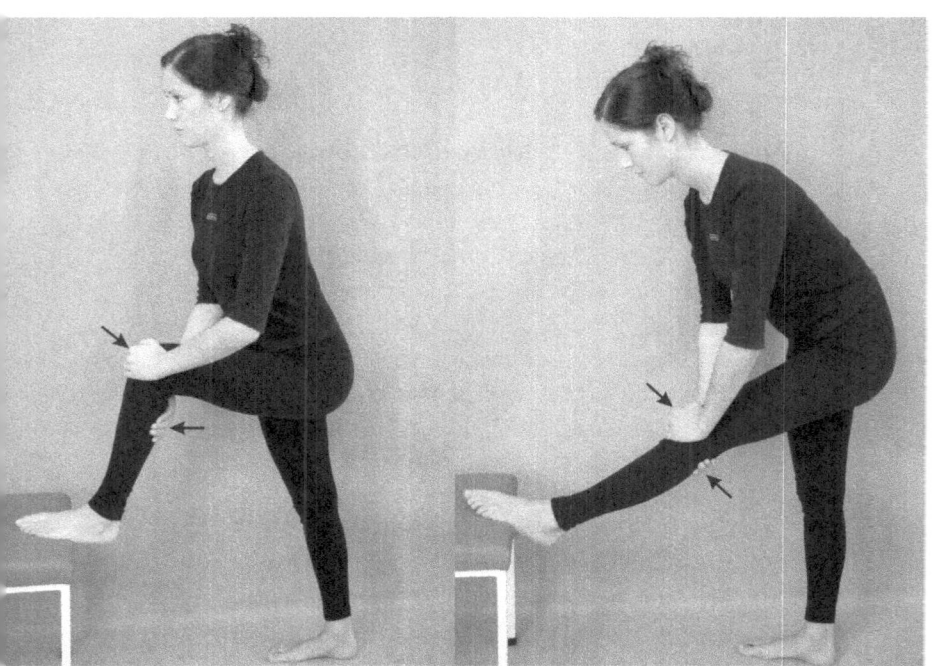

(bb. 3.6 a) Anfangsstellung   (Abb. 3.6 b) Endstellung

Etwas rückenschonender: Einen Stuhl an die Wand und den Fuß auf die Sitzfläche stellen. Ansonsten wie oben beschrieben.

Ein weiterer Fall aus der Praxis:
Ein 71-jähriger Patient klagte über Schmerzen im Kniegelenk. Diese habe er sich vor ca. 40 Jahren bei einem Sturz zugezogen. Seit dieser Zeit hatte er natürlich sein Gelenk geschont. Der Arzt konnte ihm nur ein künstliches Kniegelenk empfehlen.

Bei der Untersuchung nach Dorn wurde festgestellt, dass sich der Oberschenkelknochen zum Unterschenkelknochen verschoben und leicht verdreht hatte. Die Kniescheibe saß zu weit innen, und der Hüftspanner war ganz angespannt. Nach Lockerung der Oberschenkel mit einer gezielten Wärmeanwendung wurde die Kniegelenkkorrektur durchgeführt. Bereits beim vierten Mal „rastete" das Kniegelenk hörbar ein. Der Patient war nach einmaliger Behandlung erstmals seit über 40 Jahren schmerzfrei. Das war er, als ich zwei Jahre später nachfragte, immer noch. Zu dem anhaltenden Erfolg haben natürlich auch gezielte krankengymnastische Übungen beigetragen. Sicher ist das der Traum eines jeden Therapeuten, aber ich höre auch von Kollegen immer wieder von solchen Erfolgen mit der Dorn-Methode.

> *Wie bei allen anderen Gelenken gilt auch beim Kniegelenk: Ein durch muskuläre Fehlbelastung irritiertes Gelenk übt auch auf die restlichen Band- und Fascienstrukturen ein unausgeglichenes Druck-Zug-Verhältnis aus und erzeugt somit oft undefinierbare Schmerzzustände. Beim Kniegelenk bedeutet das: Überbelastung der Innen- und Außenbänder, Menisken, Kreuzbänder und äußeren Hüftspanner. Das Innenband und der Innenmeniskus sind mit der Gelenkkapsel verbunden. Bei einer unausgewogenen muskulären Belastung können hier leicht Irritationen und undefinierbare Schmerzen durch die daraus resultierende Reizung der Band- und Nervenstrukturen entstehen und somit auch eine Fehlbelastung auf die Gelenkkapsel stattfinden.*

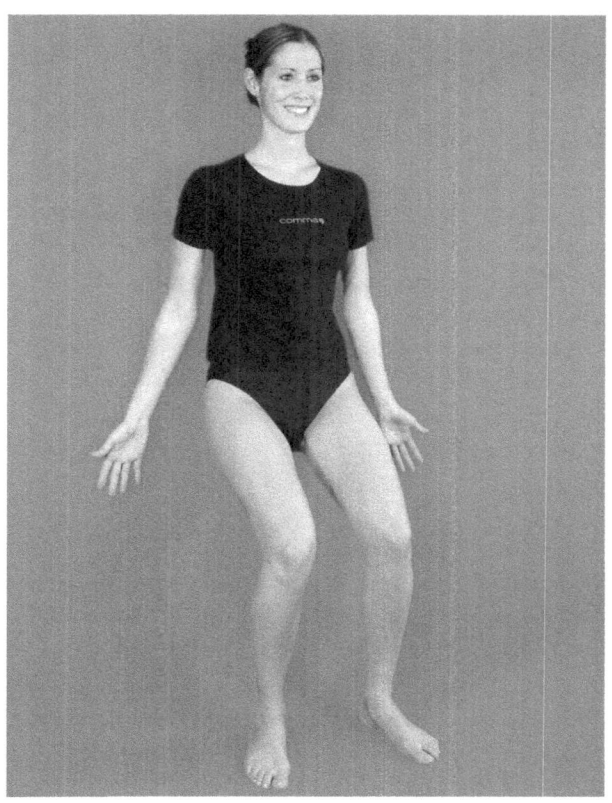

(Abb. 3.7)

Kräftigungsübung für die Kniegelenke

Man lehnt sich mit dem Rücken gegen eine Wand. Die Oberschenkel sind je nach Schwierigkeitsgrad mehr oder weniger angewinkelt. Die Füße sind hüftbreit auseinander und bilden mit den Knien eine Linie. Oberkörper, Schulter und Kopf sind ebenso an die Wand angelehnt. In dieser Haltung bleiben bis man die Anspannung deutlich in den Oberschenkeln spürt. Zwei- bis viermal wiederholen. Während der gesamten Übung normal weiteratmen.

Hinweis: Bei Patellarsehnenproblemen (Sehne, welche vom Oberschenkelstrecker kommend, unterhalb der Kniescheibe verlaufend am Beginn des Schienbeines ansetzt) diese Übung nicht durchführen, um eine weitere Reizung der Sehne zu vermeiden. Eventuell erst therapeutisch abklären lassen.

4. Sprunggelenke

Anatomie

Im oberen Sprunggelenk stehen das Schienbein (Tibia), das Wadenbein (Fibula) und das Sprungbein in gelenkiger Verbindung. Es ermöglicht das Heben der Fußspitze (Dorsalflexion) und das Senken der Fußspitze gegen die Fußsohle (Plantarflexion). Das untere Sprunggelenk hingegen ist für Umwendbewegungen wie das Heben des inneren (medialen) Fußrandes (Inversion) und des äußeren (lateralen) Fußrandes (Eversion) zuständig. Es besteht aus zwei Gelenken, die einerseits das Fersenbein (Calcaneus) und Sprungbein (Talus), andererseits das Sprungbein mit dem Kahnbein (Os naviculare) verbinden.

Ursachen – Zusammenhänge

Unsere Füße erden uns und dienen als Basis unseres gesamten Körperbaus, des Skeletts und aller Muskeln. So wie das Fundament eines Hauses wichtig für seine Statik ist, nehmen auch unsere Füße eine tragende Funktion ein. Man kann sich bei einem Gebäude sehr leicht vorstellen, was passiert, wenn der Unterbau nicht stimmt. Es kommt zu Statikrissen im Mauerwerk. Für den Körper haben Fuß- und Fußgelenkprobleme vielfältige Auswirkungen:

1. Blockaden im oberen Sprunggelenk, dem Gelenk, das für die Zugbewegung des Fußes zuständig ist, verhindern eine optimale Arbeit der Venenpumpe. Die Folgen sind Krampfadern, vermehrte Neigung zu Waden- bzw. Muskelkrämpfen und eine erhöhte Anfälligkeit für Wadenzerrungen und Wadenabrisse.
2. Blockaden im unteren Sprunggelenk verspannen die äußeren Muskelgruppen an Hüftspanner und Gesäß und vermitteln so Fehlinformationen an die Wirbelsäule, wodurch sich dort Verschiebungen an bestimmten Schwachpunkten ergeben können.
3. Blockaden in den Fußgelenken führen zu Energieblockaden an den Meridianen, vornehmlich der Gallenblase (unteres Sprunggelenk) und des Magens (oberes Sprunggelenk).
4. Fußgelenkprobleme können zu einer Unterversorgung der Fußreflexzonen führen. Insbesondere können Einschränkungen an der Fußinnenseite, an der sich die Reflexzonen der Wirbelsäule befinden, ebenfalls zu Problemen an der Wirbelsäule führen.

5. Falsches Abrollen führt zu ungleichmäßiger Durchblutung der Körperhälften, mit dem Ergebnis, dass die Gehirnhälften durch eine Fehlbelastung der Propriozeptoren (Gelenkrezeptoren) am Fuß, Fehlinformationen bekommen.

6. Eine Inversionsfehlhaltung (Nach-innen-Knicken des Fußes) der unteren Sprunggelenke führt zu einer verstärkten O-Beinstellung der Kniegelenke, eine Eversionsfehlhaltung (Nach-außen-Knicken des Fußes) zu einer verstärkten X-Beinstellung.

7. Auswirkungen möglicher emotional-/seelischer Blockaden bzw. Probleme auf den Körper:

   a) Eine fehlende Verwurzelung oder Erdung. Hier fehlt das Urvertrauen in die grundsätzlichen Dinge des Lebens. Der Mensch hat noch einen „unsicheren Stand" oder steht einfach nicht „mit beiden Beinen im Leben".

   b) Die Richtung, wohin das Leben einen führt, wurde noch nicht erkannt und der Patient versucht deshalb, allem zu entkommen.

   c) Man neigt dazu, das Leben aufgrund von Schuldgefühlen nicht richtig zu genießen.

   d) Fehlende Flexibilität bzw. Unbeugsamkeit (siehe auch Knie).

So führt das Deblockieren der Sprunggelenke zu einem natürlichen Abrollen der Füße und dadurch zu einer optimalen Durchblutung und zu einem besseren ganzheitlichen Energiedurchfluss, unter anderem auch über die Aktivierung des Akupressurpunktes 3 auf dem Nierenmeridian, der die Yin-Yang-Energien ausgleicht. Dieser Punkt wird bei der Selbstübung für die Sprunggelenke stimuliert. Dies alles sorgt dafür, dass der Mensch wieder über eine stabile Basis ins Gleichgewicht kommt.

Aufgrund des aufrechten Ganges geraten die Füße als am weitesten vom Kopf entfernter Punkt etwas in Vergessenheit, obwohl sie für die nötige Erdung sorgen und uns ein Leben lang (er-)tragen.

Behandlung

Oberes Sprunggelenk

Der Therapeut steht am Fußende der Behandlungsliege. Die Ferse des Patienten liegt auf den Fingern einer Hand. Rechtshänder nehmen bevorzugt ihre rechte und Linkshänder ihre linke Hand. Der Therapeut stabilisiert den Ellbogen dieses Arms an seiner Hüfte. Das

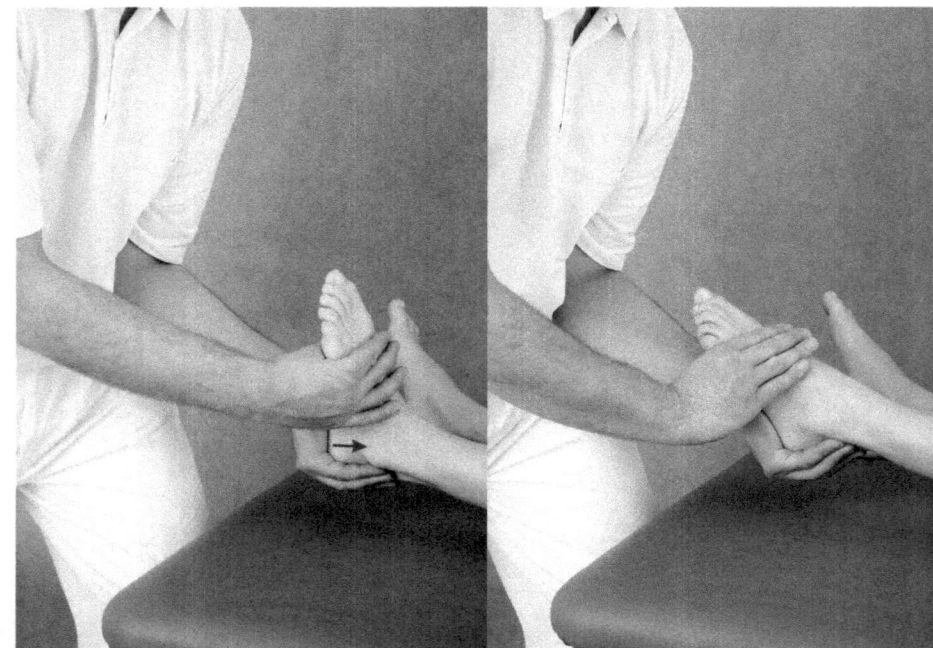

(Abb. 4.1 a) Anfangsstellung   *(Abb. 4.1 b) Endstellung*

Bein, an dessen Hüfte der Ellbogen anliegt, wird in Schrittstellung nach vorne gestellt, das andere nach hinten. Bein und Arm bilden sozusagen eine Linie. Leicht in die Knie gehen. Die andere Hand umfasst den Spann des Fußes unterhalb der Zehen, wobei der Daumen auf der Fußsohle liegt. Nun drückt die Hand, in der der Fuß des Patienten liegt, mit dem Handballen in Richtung Kopf des Patienten, wobei ausgeatmet wird. Die andere Hand, die am Spann unterhalb der Zehenspitzen anliegt, führt den Fuß in einer lockeren Kippbewegung in Richtung Therapeut (plantar) – was mehr einer passiven Bewegung entspricht. Das Ganze ähnelt einer Pumpbewegung. Dann wird der Fuß wieder in die Ausgangsstellung gebracht und die Übung wiederholt. Die Beuge- und Streckbewegung des Fußes wird so weit, wie es die Gelenkfreiheit erlaubt, durchgeführt. Der Druck auf die Ferse erfolgt nur, wenn die Zehen in Richtung Therapeut zeigen. Danach erfolgt die Behandlung des anderen Sprunggelenks. Ausstreichen.

Häufig werden durch das Richten der unteren Sprunggelenke, wie nachfolgend beschrieben, die oberen Sprunggelenke gleich mitgerichtet.

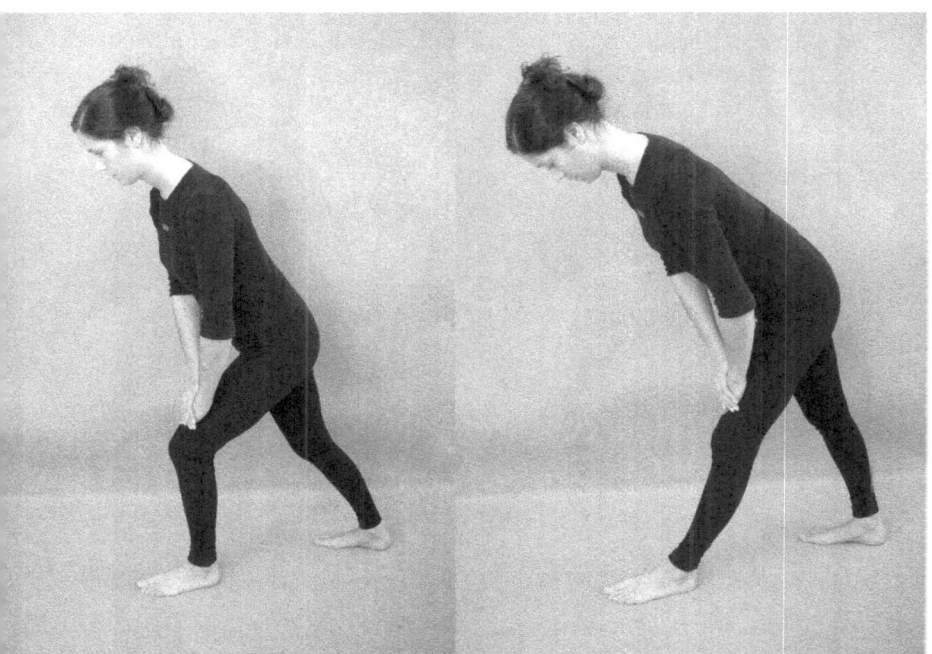

Abb. 4.2 a) Anfangsstellung   (Abb. 4.2 b) Endstellung

Unteres Sprunggelenk

Diese Übung entspricht im Wesentlichen der Übung für das obere Sprunggelenk, wobei die Hand, die die Kippbewegung ausführt, den Fuß nun nach innen(fibular), bzw. nach außen(tibial) dreht. Ausstreichen am Ende der Übung nicht vergessen.

Eigenübung

Oberes Sprunggelenk

In eine etwas tiefere Schrittstellung gehen. Die Hände übereinander etwas oberhalb des vorderen, angewinkelten Knies ohne Druck auf den Oberschenkel legen. Das Bein durchstrecken und dabei ausatmen. Wieder in die Ausgangsposition zurückgehen. Auch für die Eigenübungen gilt die REGEL:

> *„Aus der Abwinklung, tief ausatmen, Druck auf das Gelenk,*
> *zurück in die Normalposition!"*

Bitte bei dieser Übung darauf achten, dass immer die ganze Fußsohle den Boden berührt und der Fuß gerade steht. Ein paar Mal wiederholen und dann das Bein wechseln.

Unteres Sprunggelenk

Die Eigenübung funktioniert wie beim oberen Sprunggelenk, nur dass bei der Endstellung (siehe Abb. 4.2 b), kurz bevor das Kniegelenk ganz durchgestreckt ist, der Fuß abwechselnd einmal etwas mehr auf der Innenseite und einmal mehr auf der Außenseite belastet wird.

Hier noch einige Tipps zur Kräftigung der Fußgewölbe:
1. Mit den Fußzehen einen Stift greifen, vom Fußboden aufheben und bis zu zehn Sekunden halten.
2. Der „Raupengang": Mit der Ferse auftreten, abrollen, die Zehen einkrallen und den Fuß nachschieben. Diese Übung wird im Sitzen durchgeführt.
3. Nach Möglichkeit viel barfuß gehen, bevorzugt im Sand oder auf einer Wiese.
4. Hervorragend zur Kräftigung der Fußgewölbe, sowohl bei Kindern als auch Erwachsenen, eignen sich die Fußhölzer nach Ott & Weber.

Übungsbeispiel zur Kräftigung der Fußgewölbe mit den Fußhölzern nach Ott & Weber

Ausgangsstellung:
Man steht mit geradem Oberkörper und angewinkeltem Arm mit der Handfläche seitlich an einer Wand angelehnt. Die Füße stehen mit den Zehen und Mittelfußknochen auf dem Fußholz. Die Fersen berühren den Boden.

Übung:
Die Beine bleiben durchgestreckt, und man hebt nun den Körper auf die Zehenspitzen und damit auch die Ferse vom Boden ab. Ca. drei bis fünf Sekunden halten.

Während dieses Vorgangs ausatmen und beim Ablassen des Körpers einatmen. Also immer bei Belastung ausatmen und bei Entlastung einatmen.

Die Übung 6-10-mal wiederholen.

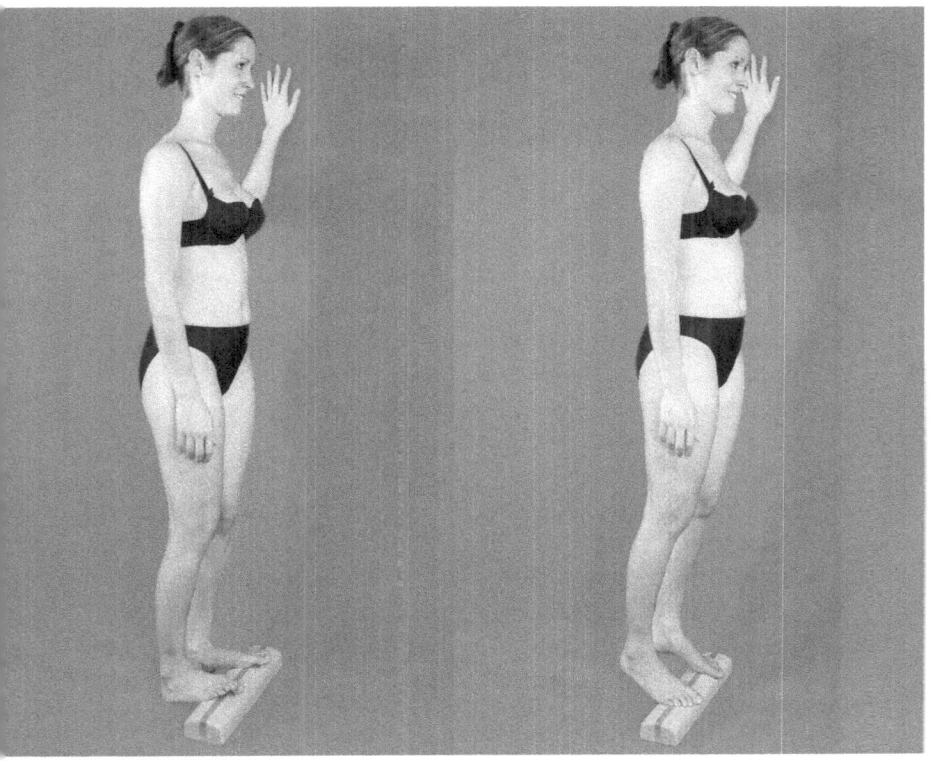

Abb. 4.3 a) Ausgangsstellung   *(Abb. 4.3 b) Endstellung*

(Die dargestellte Übung ist dem Gesamtkonzept des Fußtrainings nach Ott & Weber entnommen. Das gesamte Trainingskonzept umfasst etwa 40 Übungseinheiten[1].)

---

1) Es gibt bisher leider kein Buch von Ott und Weber über dieses Fußtraining. Die bisher beste Darstellung stammt von Günter A. Ulmer, der die Methode von Gunter Ott gelernt hat: „Der Mensch ist so gesund wie seine Füße. Die Lösung Ihrer Fuß-Probleme", ISBN 3-932346-28-9, G. A. Ulmer Verlag, Tuningen.

5. Iliosakralgelenk, kurz ISG (Articulatio sacroiliaca)

Anatomie

Die Iliosakralgelenke, zu deutsch die Kreuzbeindarmbeingelenke, bestimmen zusammen mit den Hüftgelenken die Ausrichtung des Körpermittelpunktes. Die ISGs sind die elastischen Verbindungen zwischen dem Kreuzbein (os sacrum) und den Darmbeinen (ossa ilia). Am unteren Ende der Kreuzbeinplatte schließt sich das Steißbein an, das rudimentär eine Verwachsung von mehreren Wirbelkörpern ist.

Ursachen – Zusammenhänge

Die Iliosakralgelenke liegen auf dem Blasenmeridian, der sich durch den ganzen Körper zieht. Blockaden in diesem Bereich können sowohl nach oben als auch nach unten wirken. Vegetative und sensible Nervenverbindungsbahnen vom Kreuzbein zum Kopfbereich (Hinterhauptbein) können blockiert sein und Kopfschmerzen bewirken. Eine Auflösung dieser Blockade am Druckpunkt führt zu einer Beseitigung der Kopfschmerzen. Nach unten hin kann eine Blockade zu ungleichen Schrittlängen führen, mit negativen Auswirkungen auf das Kniegelenk wie z.B. Gelenk- bzw. Knorpelverschleiß, welcher verstärkt auf der blockierten Seite zu beobachten ist. Die ungleichmäßigen Schrittlängen verschwinden nach dem Richten des Iliosakralgelenks. Insbesondere über den Gallenblasenmeridian kommt es zu einer energetischen Unterversorgung des Iliosakralbereiches. Diese führt über den Hüftspanner zu einer Überspannung, die sich in Schmerzen im äußeren Kniebereich bemerkbar machen kann. Das Deblockieren äußert sich oft während des Richtens des ISGs durch ein einmaliges hörbares Knacken im Kniegelenk – sozusagen als „Reizantwort".

Die Seite, an der das blockierte ISG zu weit nach hinten steht (horizontal), weist im vorderen Beckenbereich oft einen undefinierbaren Leistenschmerz auf. Ursache ist die Überspannung der vorderen Hautschichten und Muskelzüge, was zu einer Kompression der vorderen, oberflächlichen Hautnerven führt. Durch das gestörte Druck-Zug-Verhältnis zwischen hinten und vorne ist das ISG folgerichtig rechts zu weit im Gewebe, wenn es links zu weit hinten steht und umgekehrt. Auch hier können Gewebeschichten blockiert werden, wodurch sich das Bein seitlich leicht pelzig anfühlen kann. Oder aber es entsteht ein Zugschmerz in der seitlichen Beinmuskulatur. Bei Männern beachten: Wenn nach 2-3-maligem Richten diese einseitigen Leistenschmerzen nicht nachlassen, bitte urologisch eventuelle tumoröse Veränderungen im Prostata- bzw. Hodenbereich abklären lassen. Wie bereits erwähnt, kann man Blockierungen im Ilisosakralgelenk bereits beim Beinlängentest an der etwas nach vorne gekippten (plantar) Fußsohle erkennen. Mit der Beinlängenkorrektur wurde bereits die Höhe gerichtet, mit der Behandlung des ISGs gehen wir in die Tiefe, also in die horizontale Ebene. Durch muskuläre Schutzspannungen kann aber auch von hier ein funktioneller Beinlängenunterschied verursacht werden. Erst wenn sowohl der Beckenschiefstand als auch die Blockade im ISG gerichtet wurde, ist ein optimaler Erfolg zu verzeichnen.

Untersuchung

Der Patient stellt sich locker, leicht nach vorne gebeugt und mit beiden Beinen fest am Boden an die Behandlungsliege, wo er sich leicht abstützen kann. Die Füße sollten ca. einen Fußbreit auf gleicher Höhe auseinander stehen. Der Therapeut steht hinter dem Patienten und fährt nun mit beiden Händen von der Seite her am Beckenkamm entlang bis zu den höchsten Punkten. Diese liegen zumeist in sichtbaren „Grübchen". Diese Punkte werden auch Sips (spinae iliacae posterior superior = hinterer oberer Darmbeinstachel) genannt.

Exkurs: Um das Ganze geschmeidiger zu gestalten, aber auch um die Haut des Patienten zu schonen, wird Johanniskrautöl auf Olivenölbasis als Kontaktmittel verwendet. Dieses Öl hat eine geniale Verbindung, es harmoniert sehr gut mit der Knochenzellstruktur, das Johanniskraut mit dem Bindegewebe (näheres siehe S. 170).

Wenn der Therapeut die höchsten Punkte erreicht hat, drückt er beide Daumen, die zueinander schauen, auf diese Punkte in Richtung des Patienten. Der Daumen, von dem mehr zu sehen ist, zeigt an, welche Seite weiter hervorsteht. Diese Seite ist blockiert und wird deshalb behandelt. Es ist häufig so, dass eine Blockade rechts Schmerzen verursacht, obwohl sie sich an der linken Seite befindet und umgekehrt. Die blockierte Seite nimmt eine Schonhaltung ein, wodurch die andere Seite überbeansprucht wird und folglich schmerzt. Sind Schmerzen vorhanden und der Therapeut sich unsicher, welche Seite die Blockierte ist, so können auch beide Seiten behandelt werden.

Es empfiehlt sich bei röntgenologischen Aufnahmen, eine Seitenansicht des Beckenbereichs aufzunehmen, um auch neben dem Hochstand die horizontale Verschiebung des ISG erkennen zu können. Leider verbirgt sich bei diesen Bildern das Zusammenspiel zwischen Knochenstrukturen und feinen Nervenverästelungen, die durch Kompression Schmerzen verursachen. (Akupunkturmeridiane sind zwar als gegeben anerkannt, man kann sie jedoch noch nicht bildlich wiedergeben. Ähnlich verhält es sich mit diesen feinsten Nervenverästelungen.) Um einen korrekten anatomischen Befund erhalten zu können, sollte zuerst die Beinlänge, danach das ISG und ein eventuell nach innen verschobener 3., 4., oder 5. Lendenwirbel geschröpft oder eine Verschiebung der genannten Wirbel behandelt werden. Eine bestehende längere Schonhaltung im ISG führt oft zu einer einseitigen Überlastung der Bauchmuskulatur, hier besonders der schräg verlaufenden Bauchmuskulatur. Diese müsste zuerst an der blockierten Seite gelockert werden. Dazu eignen sich besonders die Myofasciale Weichteiltechnik (eine Dehnung der oberflächlichen Hautschichten), Akupressur oder Wärme (wie z.b. eine heiße Rolle oder eine Wärmflasche).

Zudem kann noch ein Test in Rückenlage durchgeführt werden (siehe Abb. 5.1). Man testet das Spiel der beiden Beckenschaufeln, indem man mit beiden Händen leichte Wippbewegungen auf den Beckenschaufeln durchführt. Auf der Seite, wo das Endgefühl härter ist, befindet sich fast immer die Blockade. Der Leistenbereich ist deshalb dort empfindlicher.

Wichtig:
Bei Schwangeren im Bereich des ISG sehr vorsichtig sein, im Zweifelsfall Behandlung unterlassen, da hier wichtige Akupunkturpunkte sitzen, deren Stimulierung bei fortgeschrittener Schwangerschaft einleitend wirken könnten!

Behandlung
Zunächst muss eine eventuell vorhandene Beinlängendifferenz beseitigt werden. Mit der folgenden Behandlung zusammen wird ein Ausgleich sowohl in horizontaler als auch in vertikaler Richtung geschaffen. Der Patient stellt sich mit dem Bein, dessen Seite am ISG behandelt wird, am besten auf ein ca. 2 cm hohes Brett, auch alte Telefonbücher eignen sich hervorragend. Der Therapeut stellt sich neben das Standbein und zwar so, dass seine Hüfte die Seite des Patienten

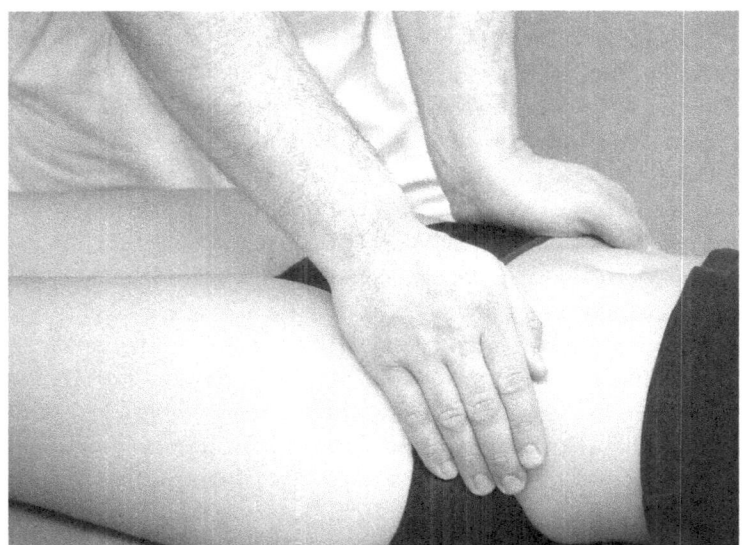

(Abb. 5.1)

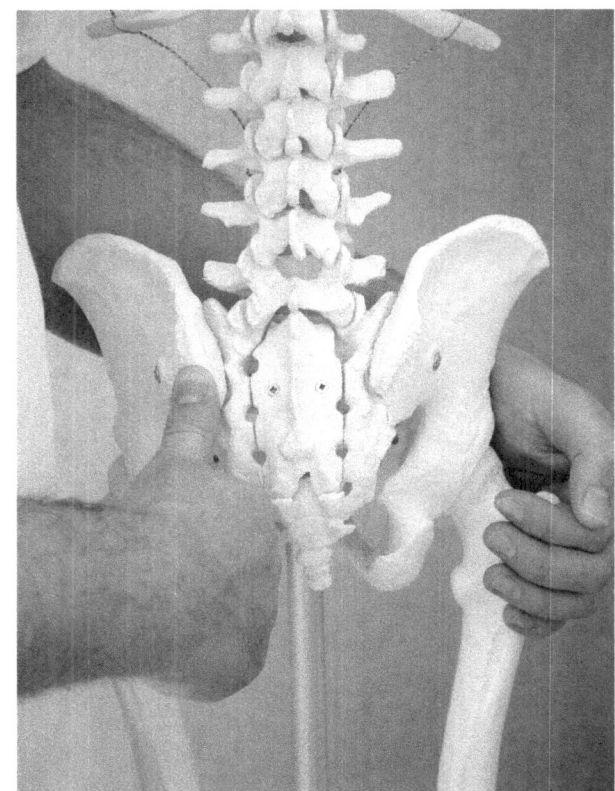

(Abb. 5.2)
Daumen
drückt auf
Sips.

am Oberschenkel stabilisieren kann. Der Blick des Patienten sollte nach vorne gerichtet sein. Der Therapeut umfasst von vorne das Becken des Patienten, wobei die Hand den Beckenkamm über dem pendelnden Bein stabilisiert. Die andere Hand wird zu einer Faust geballt und der Daumen senkrecht auf den zu behandelnden Punkt, also den Sips, gedrückt. Als Tipp: Der linke Daumen des Therapeuten behandelt die rechte Seite des Patienten und umgekehrt. Dabei die Fingergrundglieder unter dem Punkt an den Körper des Patienten legen. Bei sehr spitzen Knochen, oder wenn man aus anderen Gründen leicht abrutscht, kann man den Druck auch mit der gesamten Faust aufbauen. Der Patient wird nun aufgefordert, mit dem Gegenbein zu pendeln. Immer wenn das Bein nach hinten schwingt, atmen Patient und Therapeut aus, zusätzlich wird der Daumendruck zum Körper hin verstärkt. Dies wird ca. 8-10-mal wiederholt. Danach nochmals das Gelenk untersuchen und gegebenenfalls die Übung wie-

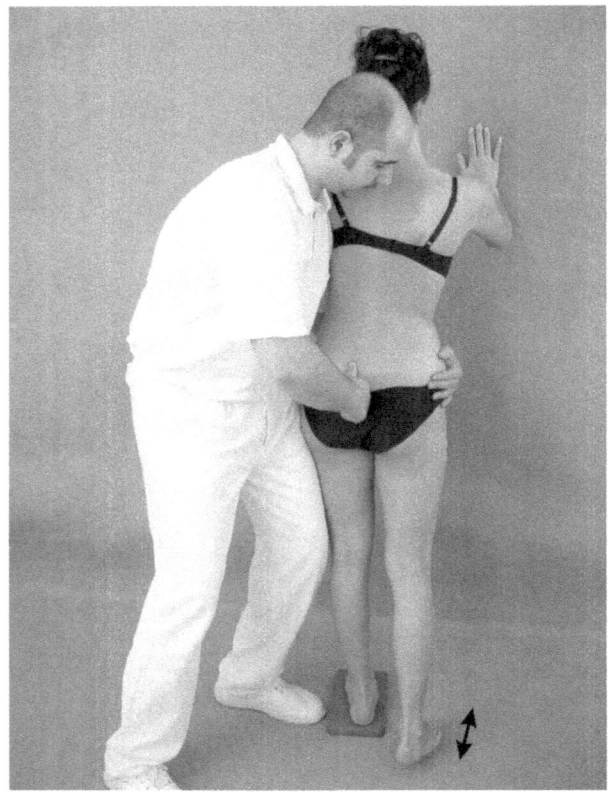

(Abb. 5.3)

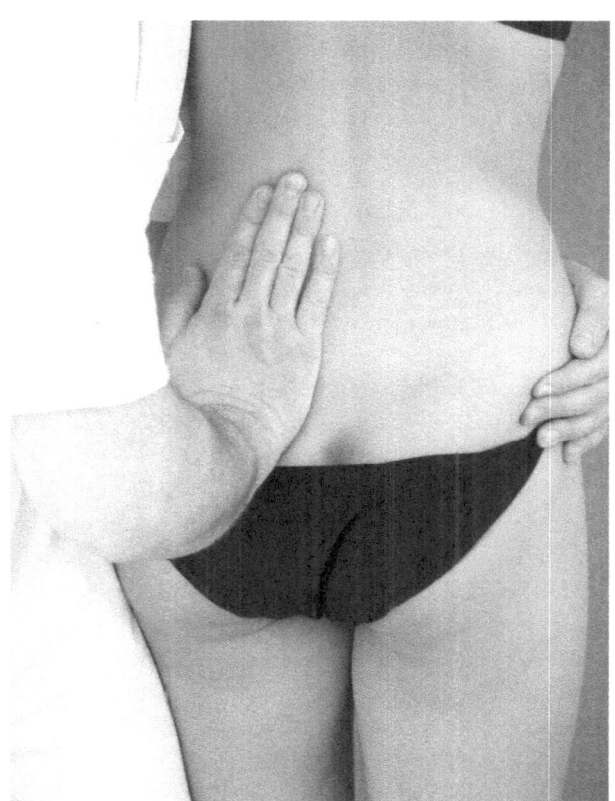

(Abb. 5.4)
Klassische
Behandlung
nach Dorn

derholen. Ausstreichen. Bitte bei dieser Übung auf eine gerade Haltung des Patienten, aber auch auf die eigene achten.

Bei empfindlicheren Patienten kann es durch den Daumendruck zu einer Gewebereizung kommen, was zu vorübergehenden Schmerzen führen kann. Um dem Patienten dies zu ersparen, wird die Behandlung mit dem Handballen durchgeführt (Abb 5.4). Der Druck erfolgt in diesem Fall gerade mit einer leichten Tendenz nach oben.

Zur Erinnerung:
Die Pendelbewegung des Gegenbeins lockert die Muskulatur. Wenn das Bein der zu behandelnden Seite bewegt wird, würde sich die Muskulatur des großen Gesäßmuskels verspannen und die Übung wäre weniger effektiv, da die natürliche anatomische Bewegung des ISGs behindert wäre. Das wiederum würde die Richtigstellung im normalen Bewegungsfluss erschweren. Andererseits spannt das Pendeln

des Beines auf der Gegenseite die Muskulatur endgradig an, um ein zu weites Verschieben des Gelenkes zu vermeiden.

Sollte diese Übung trotz korrekter Ausführung immer noch ein verschobenes Gelenk hinterlassen, so ist von einer Verschiebung des Steißbeins, beispielsweise durch einen Sturz, auszugehen. Die Behandlung ist der oben beschriebenen Technik ähnlich, nur dass der Daumen des Therapeuten beim Einatmen an den Querfortsätzen des Steißbeins entlang, soweit diese tastbar sind, nach unten fährt. Das Bein des Patienten schwingt dabei nach vorne. Auch hier erfolgt der Druck des Daumens beim Ausatmen, wenn das Bein des Patienten nach hinten pendelt, in horizontaler Richtung. Das Stabilisieren des Patienten sollte in Richtung des Daumens des Therapeuten als Gegendruck stattfinden.

Nach einem Sturz auf das Kreuzbein kann es vorkommen, dass dieses in Relation zu den Beckenschaufeln zu weit nach innen verschoben ist. Damit die abgespeicherte muskuläre Schonhaltung beseitigt wird, muss dem Bereich ein neuer Impuls gegeben werden. Hierzu drückt man mit der flachen Hand auf die eine hintere Beckenschaufel und stellt sich vor, wie man diese beim Pendeln des Gegenbeins nach vorne schiebt. Dann die andere Seite behandeln. Zusammen mit dem Richten des ISGs eine sehr erfolgreiche Taktik.

Alternativbehandlung

Diese Technik empfiehlt sich besonders bei Polio (Kinderlähmung) oder Multipler Sklerose. Der Patient liegt in Bauchlage auf der Behandlungsliege. Der Therapeut drückt mit seinem Handballen auf das nach hinten verschobene Gelenk. Die andere Hand umfasst das gestreckte Bein der Gegenseite und hebt es beim Ausatmen an. Gleichzeitig wird der Druck auf das Gelenk verstärkt. 8-10-mal wiederholen. Ausstreichen.

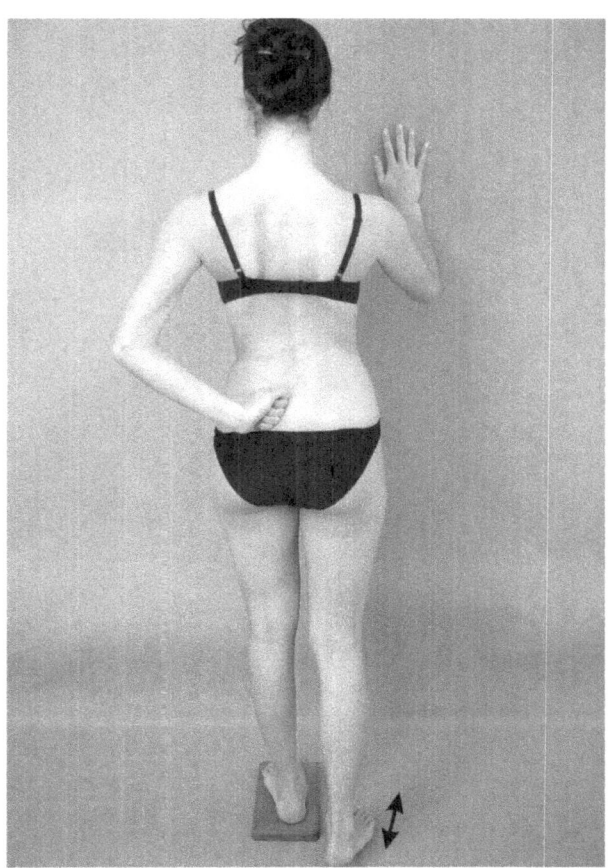

(Abb. 5.5)

Eigenübung (Abb. 5.5)

Zuerst den Punkt suchen, der weiter heraussteht. Die zu behandelnde Seite muss nicht immer die schmerzende sein. Mit dem rechten Bein auf ein Brett oder Buch stellen, wenn die rechte Seite, mit dem linken auf das Brett oder das Buch stellen, wenn die linke Seite behandelt werden soll. Mit der ganzen Faust auf den Punkt drücken, Gegenbein pendeln. Wenn das Bein nach hinten schwingt, ausatmen und den Druck auf das Gelenk verstärken.

Kräftigung der Bauchmuskulatur, dem Gegenspieler der unteren Rückenstreckermuskulatur

Durch die Kräftigung kann unter anderem der „Hohlkreuzbildung" entgegengewirkt werden. Im Zusammenspiel mit dem Wirbelsäulenschröpfen sehr oft erfolgreich. Die nachfolgenden Übungen

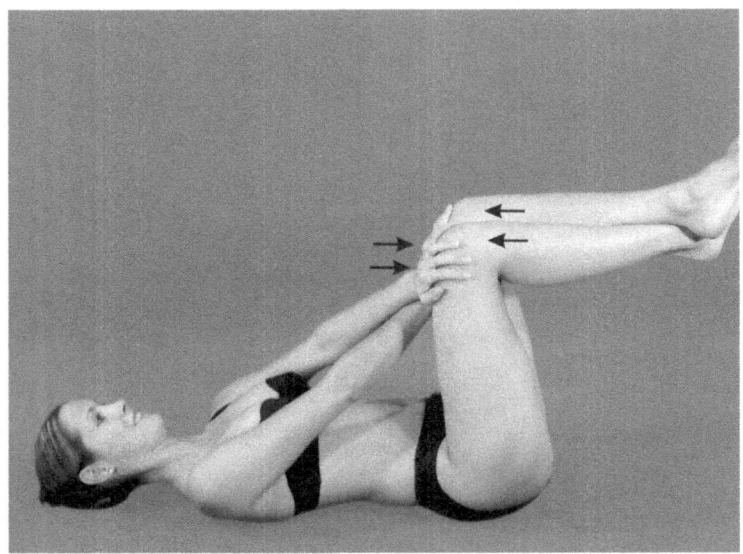

(Abb. 5.6)

sollten jedoch über einen längeren Zeitraum täglich durchgeführt werden. Ergänzend hierzu sollte die verkürzte Hüftbeugemuskulatur, wie
z.B. der M. Iliopsoas von einem Therapeuten aufgedehnt werden. In
Zusammenhang mit den Übungen für die Gesäßmuskulatur kann hier
eine stabilere Basis für die sich oft verschiebenden Iliosakralgelenke
geschaffen werden:

1) *Übung*:
Man liegt mit angewinkelten Oberschenkeln und Kniegelenken
auf dem Rücken. Bitte ein leichtes Doppelkinn machen. Die Füße
sind überkreuzt, denn so wird das Kreuzbein „verriegelt" und es können sich keine Fehlspannungen auf die Wirbelsäule übertragen. Die
linke Hand liegt am rechten Oberschenkel oberhalb der Kniescheibe
an, die rechte liegt am linken Oberschenkel an. Gegen den Druck der
Oberschenkel werden nun die Hände gepresst. Bitte normal weiteratmen, während sich die Bauchmuskulatur anspannt. Nach ca. 10 bis
15 Sekunden die Spannung lösen und die Füße auf die Fußsohlen
ablassen, um Irritationen, welche durch ein ausgestrecktes Ablassen
der Beine auf den Boden entstehen können, zu vermeiden. Die
Übung 2- 4-mal wiederholen.

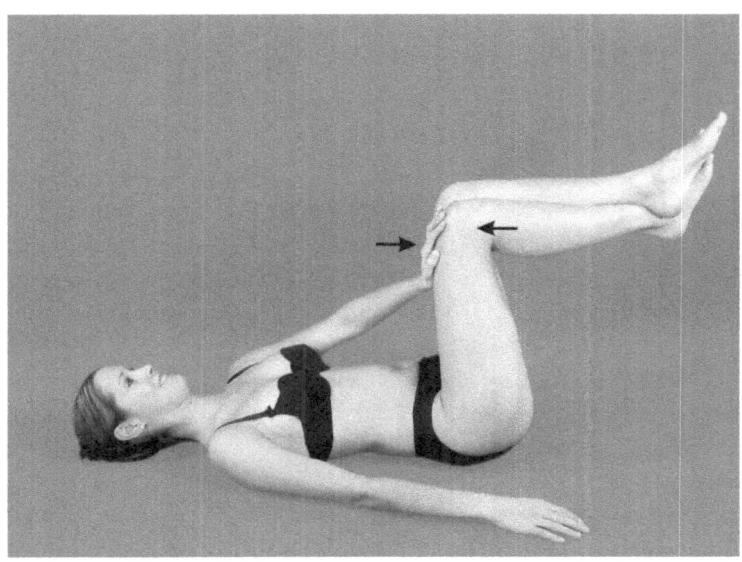

(Abb. 5.7)

Während die vorherige Übung die geraden Bauchmuskeln kräftigt, kommen
wir jetzt zu einer Übung für die schräge Bauchmuskulatur:

2) Übung:
Die Ausgangstellung entspricht der vorangegangenen Übung, nur
dass hier die Hände im Wechsel gegen den Druck der Oberschenkel
gehalten werden. Die linke Hand drückt gegen den rechten Oberschenkel, Spannung 10 bis 15 Sekunden halten, dann die rechte
Hand gegen den linken Oberschenkel drücken, Spannung halten.
Die Füße bleiben auch hier überkreuzt.

6. Wirbelsäule – allgemein

Anatomie

Die Wirbelsäule als zentrales Achsenorgan des Körpers stabilisiert einerseits die aufrechte Haltung (statische Funktion), andererseits hat sie alle notwendigen Bewegungen wie Beugung (Flexion) und Streckung (Extension), Seitenneigung (Lateralflexion) und Rotation zuzulassen (dynamische Funktion.) Gleichzeitig schützt sie das Rückenmark. Sie bildet mit ihren sieben Hals-, zwölf Brust-, fünf Lenden-, fünf Kreuzbein- und vier bis fünf verwachsenen Steißbeinwirbeln die Mittelachse des Körpers. Die Kreuzbeinwirbel sind zum Kreuzbein, die Steißbeinwirbel zum Steißbein knöchern verwachsen. Die restlichen Wirbel jedoch sind frei. Verbunden sind die Wirbel durch Bandscheiben, die als Puffer Stöße dämpfen, Bandstrukturen (passive Halteelemente) und Muskulatur (aktive Halteelemente). Die Wirbelsäule ist S-förmig angelegt und kann so Belastungen, Stöße und Verwringungen abfedern und ausgleichen. Die Krümmung nach vorne im Bereich Hals- und Lendenwirbelsäule nennt man Lordose, die Krümmung nach hinten in der Brustwirbelsäule Kyphose. Den Großteil der einzelnen Wirbel macht der zylinderförmige Wirbelkörper aus. Entsprechend der nach unten zunehmenden Last nimmt dieser nach unten in seiner Dicke zu. Vom Wirbelkörper gehen zwei nach hinten gerichtete Wirbelbogen ab, die gemeinsam das Wirbelloch umschließen. Die Gesamtheit aller zylinderförmig übereinander gereihten Wirbellöcher bildet den Wirbelkanal, der wiederum das Rückenmark umschließt und dieses schützt. Das Rückenmark erstreckt sich von der Schädelbasis bis zum 1. Lendenwirbel. Durch die seitlich liegenden Zwischenwirbellöcher treten die Rückenmarksnerven aus. Zwei seitlich liegende paarige Querfortsätze und ein nach hinten gerichteter Dornfortsatz dienen als Ansatzpunkt und Hebel für die tiefe Rückenmuskulatur. An den fühlbaren Dornfortsätzen werden die Wirbel von unten bis hoch zum 7. Halswirbel gerichtet, die Korrektur der restlichen sechs Halswirbel erfolgt über die Querfortsätze.

Man kann sich die Wirbelsäule auch als einen Baum vorstellen. Das Kreuzbein stellt stabil den unteren Baumstamm dar und sorgt für eine gleichmäßige „Erdung". Die Nerven, die dort austreten, sind stark wie die Wurzeln eines Baumes. Diese „Wurzeln" ragen bis zu unseren Fußsohlen tief in die „Erde". Die einzelnen Wirbelkörper wer-

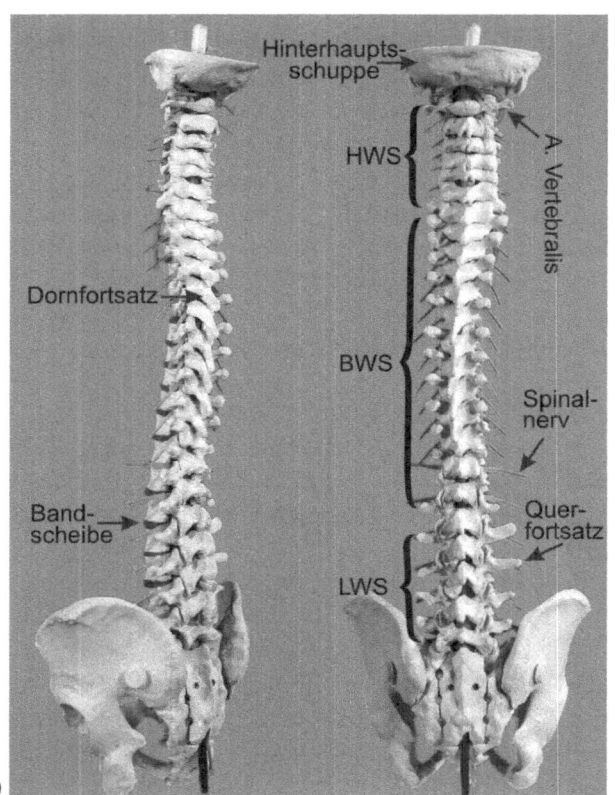

(Abb. 6.1 a)

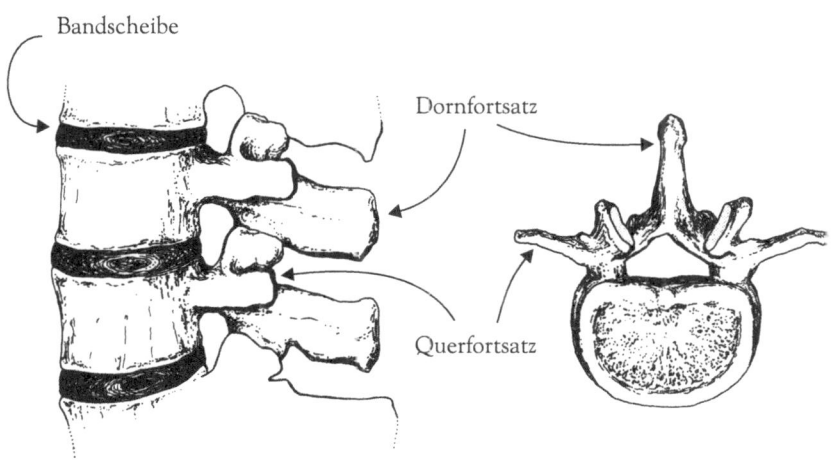

(Abb. 6.1 b)   *(Abb. 6.1 c)*

den wie der Baumstamm von unten nach oben immer dünner. Dies trifft ebenfalls auf die Nervenwurzeln zu. Diese werden mit ihren feinsten Verbindungsbahnen zu den „Blattfasern". Über der Halswirbelsäule sitzt die „Krone", das Gehirn. Von der Wirbelsäule geschützt zieht sich die Kerninformation des „Stammes", das Rückenmark, von der „Krone" zu den „Wurzeln". Gehen wir nicht achtsam mit unserem „Baum des Lebens" um, vernachlässigen wir seine Pflege, gerät unser ganzes „Mikroökosystem" ins Ungleichgewicht.

Ursachen – Zusammenhänge

Geschichten aus dem Alltag

Jemand hat einen steifen Hals, hat sich „verhoben" oder sonstige „Rückenprobleme" und sucht schmerzgeplagt seinen Hausarzt auf. Dieser diagnostiziert einen „ausgerenkten" Wirbel, legt, so er denn eine entsprechende Ausbildung hat, den Patienten auf eine Behandlungsliege und renkt den Wirbel folgerichtig wieder ein.

Das ist der eine Weg. Mit der Dorn-Methode jedoch wollen wir die Ursache des Schmerzes herausfinden, denn der verschobene Wirbel stellt eigentlich „nur" das Schmerzsymptom dar. Durch das Richten des Wirbels beheben wir die Schmerzen. Damit aber ein dauerhafter Erfolg eintreten kann, muss der Patient mithelfen, z.B. indem er zu Hause die Eigenübungen macht, auf jeden Fall aber die Statik durch die Beinlängenkorrektur ausgleicht. Auch sollte er seine Beine nicht mehr übereinanderschlagen (siehe S. 25: Was passiert, wenn wir die Beine übereinanderschlagen).

Jeder ist für sich selbst verantwortlich und muss entsprechend für sich handeln. Manchmal einfach nur, indem man einen anderen als den von der Mehrheit begangenen Weg einschlägt und sich mit einer anderen Methode und einem anderen Gedankenmuster auseinander setzt.

Die Wirbelsäule mit ihren einzelnen Wirbelkörpern kann man als Schaltstelle für unsere Zellinformation betrachten, den Rückenmarkskanal mit seinen Nervenverbindungen als Speicherstelle für Zellinformationen (auch veränderte) und das Gehirn als Schaltzentrale. All diese Strukturen sind über Verbindungsleitbahnen miteinander verwoben. Informationen können auf diesem Wege auch zum limbischen System gelangen, einem kleinen Zentrum im Gehirn, welches unter anderem emotionale Ereignisse abspeichert. Erlebnisse, z.B. durch einen Unfall mit Verletzung an der Wirbelsäule und dem daraus resultierenden Schock und den Schmerzen, werden hier abgespeichert. Arbeitet man nun im damals verletzten Wirbelgebiet, können dadurch die abgespeicherten „alten Erinnerungen" wieder ins Gedächtnis gerufen werden und noch vorhandene unverarbeitete Gefühle wieder auftreten, die dann bearbeitet werden können. Manchmal können Fehlhaltungen aufgezeigt und korrigiert werden.

Man sieht bereits an diesem Beispiel, dass ein verschobener Wirbel viel weitreichendere Auswirkungen haben kann, als man gemeinhin annimmt.

Zum einen können feinste Nervenverbindungen zu den einzelnen Organen bei verschobenen Wirbeln zu einer Unterversorgung dieser Organe führen. Ist beispielsweise der 10. Brustwirbel blockiert, wird der Entgiftungsprozess über die Nieren gestört. Es lagern sich Schlakkenstoffe in Blase und Leber ab und lassen dort Schwachzonen entstehen.

Zum anderen kann es über längere Zeit zu einer Schmerzgewöhnung kommen und so Fehlinformationen an unser Gehirn leiten. Doch auch die Zellen und die Gene sind „lernfähig" und können sich nach einer erfolgreichen Behandlung dem Heilungsprozess wieder anschließen. Das Zellgedächtnis erhält durch diese „Umprogrammierung" also nun wieder die richtigen Informationen. Die roten Blutkörperchen, welche im Knochenmark gebildet werden, können dann die richtige Zellinformation in den ganzen Organismus tragen. Um die richtige Zellinformation zum Fließen zu bringen, bedarf es oft nur 1-2 Behandlungen. Die Umprogrammierung selbst kann sich auf einige Tage erstrecken. Gewisse Schwächen können sich aber auch erst über Generationen hinweg ausgleichen. Oft hört man ja, die Oma und die Mutter hätten ebenfalls eine Skoliose gehabt. Man tut also auch etwas für die Veranlagung seiner Nachkommen. Fließen erst einmal die richtigen Zellinformationen, ändern sich die Fehlinformationen in der Genetik. Das dauert jedoch etwas länger. Werden nun die Wirbel gerichtet, wird durch den Rückkopplungsprozess wieder die richtige Information geliefert und manifestiert sich z.B. in einer veränderten, positiven Körperhaltung.

Zum anderen wirken sich solche Organschwächen auch auf die Gefühlswelt aus. Schon eine aufrechte Körperhaltung zeigt eine positive Grundstimmung. Seitdem man von diesen Zusammenhängen weiß, ist auch klar, was es bedeutet, wenn einem die viel zitierte Laus über die Leber gelaufen ist. Leberprobleme stehen beispielsweise für Wut und Zorn, Nierenprobleme für Angst – wir wissen alle, was man so aus Angst macht. Die Zusammenhänge von Emotionen und Organen sind seit Jahrtausenden in der chinesischen Medizin beobachtet worden und stellen Erfahrungswerte dar. So können Magenprobleme entstehen, wenn wir etwas unterdrücken, was physisch wiederum zu einer energetischen Schwäche im Wirbelbereich TH7 – dem „Magenwirbel" – führt, der nach innen rutschen oder sich verschieben kann. Also auch hier wieder das Wechselspiel zwischen physisch und emotional. Die psychischen Probleme können sich auch direkt im Zustand der Wirbelsäule widerspiegeln. Verschiebungen nach rechts deuten häufig auf Probleme im rationalen Bereich, also dem der linken Gehirnhälfte hin, während Verschiebungen nach links eine energetische Schwächung der rechten Gehirnhälfte darstellen können, die für den emotionalen Bereich steht.

Ebenso können rein äußerliche Merkmale auf Wirbelfehlstellungen und damit auf eine energetische Unterversorgung dieses Gebietes hinweisen. Deshalb ist es wichtig, auf Muttermale oder Körperfalten zu achten. Im ersten Fall stellt man häufig neben den Muttermalen verschobene Wirbel fest. Bei letzteren deutet beispielsweise eine Falte im Nacken, so als würde dort eine Halskette einschneiden, auf einen nach innen verschobenen Wirbel hin. Auch Bandscheibenprobleme lassen sich mit verschobenen Wirbeln in Verbindung bringen. Dabei ist anzumerken, dass die Bandscheibe an sich keine Schmerzen verursacht – genauso wenig wie Knochen – es sind immer komprimierte Schmerzrezeptoren an den feinen Nervenbahnen. Das erklärt auch, warum das Richten eines Wirbels die „Bandscheibenschmerzen" lindern kann. Ausnahmen bilden hier Einrisse innerhalb des Bandscheibengewebes. Diese können nach neuesten Erkenntnissen Schmerzen verursachen, die mit dem eigentlichen Schmerz eines verschobenen Wirbelkörpers wenig zu tun haben. Hier kann ein Richten der Wirbel zumindest Entlastung bringen und stellt keine Kontraindikation dar, solange man innerhalb der Schmerzgrenze arbeitet.

Nach innen verschobene Wirbel, auch ventralisierte Wirbel genannt, spiegeln oft einen Rückzug in den unten beschriebenen emotionalen Bereichen wider. Da diese direkt auf die nervlichen Verbindungsbahnen drücken, kann man mit dem speziellen Herausschröpfen oft umgehend Linderung verschaffen (siehe Kapitel 22, Schröpfen). Hierauf gehen wir später noch umfassend ein.

Bei dem Einrichten der Wirbelsäule fließen viel gestaute Energien und Schlacken ab, und vieles wird gelöst. Deshalb sind neben entsprechender Ruhe – keine körperliche Anstrengung bis zwei Tage nach der Behandlung – drei Dinge wichtig:

1. TRINKEN, 2. TRINKEN, 3. TRINKEN!

Da mehr Schlacken als sonst über die Niere ausgeschieden werden müssen, ist es notwendig, auch eine größere Menge Flüssigkeit zu sich zu nehmen. Am besten eignen sich kohlensäurefreies Wasser oder Tees (Kräuter-, Früchte- oder grüner Tee). Wie der Name Kohlensäure schon sagt, ist in kohlesäurehaltigem Mineralwasser eine „Säure" enthalten, die zu einer weiteren Übersäuerung des Körpers führt und somit eine Entschlackung und Entgiftung verhindert. Da nun die Schlacken im Körper bleiben, führt dies zu einer Verdickung des Blutes und folglich zu Ablagerungen im Gewebe, was eine Verlangsamung der Nervenfließgeschwindigkeit zur Folge hat und die Schmerzschwelle sinken lässt. Man wird also schmerzempfindlicher.

In dem in diesem Kapitel behandelten Abschnitt werden die im Folgenden aufgeführten organischen bzw. emotionalen Zusammenhänge von Dorn-Therapeuten als gegeben angenommen. Wir nehmen den 8. Brustwirbel als Grenze für das Richten im Stehen. Abweichungen werden unter der Rubrik „Untersuchung" erklärt.

Ein Hinweis für Laien: Mit dem Buchstaben „L" werden wir die Lendenwirbel bezeichnen (Lumbalwirbel, von lateinisch *lumbus* = Lende), mit dem Kürzel „TH" die Brustwirbel (Thorakalwirbel, von lat. *thorax* = Brust). So ist L3 der 3. Lendenwirbel und TH11 der 11. Brustwirbel.

7. Steißbein bis Brustwirbel TH8

Steißbein

Blockaden im Steißbein finden häufig ihren Niederschlag in so lästigen Leiden wie Hämorrhoiden, Afterjucken, aber auch Schmerzen beim Sitzen. Im Gefühlsbereich fehlt oft eine Erdung des Patienten, „er hebt zu sehr ab". Auch vom Gesäß ausgehende Gefühlsstörungen im Bein, die gerne mit Bandscheibenproblemen in Verbindung gebracht werden, gehören dazu. Da in diesem Bereich viele oberflächliche Hautnerven entlanglaufen, kann es bei einer Verschiebung des Steißbeins leicht zu ausstrahlenden Irritationen kommen. Bei einer Verschiebung des ISG nach hinten kann es vorkommen, dass auf der anderen Seite das Steißbein auch zu weit nach hinten steht.

Kreuzbein

Das Kreuzbein drückt aus, wie jemand die „Last des Lebens" trägt. Ruht er in der Mitte oder muss er sich winden und hat deshalb eine Beinlängendifferenz oder einen Beckenschiefstand? Wenn es im Bereich des Kreuzbeins zu Blockaden kommt, gehen davon Ischiasschmerzen, Schmerzen in Beinen und Füßen, Unterleibsprobleme und chronische Verstopfungen aus. Gerade bei Ischiasleiden kann die Dorn-Methode sehr gute Erfolge verzeichnen, da ein freies Gelenk (siehe ISG) in Verbindung mit den wieder eingerichteten Wirbeln den Ischiasnerv entlastet. Aber Vorsicht, Ischiasschmerzen sind oft sehr heftig, und es ist deshalb oft ratsam, zuerst mit der Breuß-Massage den Bereich zu lockern. Übrigens: Der Bandscheibenvorfall selber ist in den meisten Fällen nicht schmerzhaft, sondern führt zu Missempfindungen (Taubheit) oder Lähmungserscheinungen. Auf jeden Fall ist es wichtig, im Zweifelsfall durch geeignete Untersuchungsmethoden (Lasèguetest, Computertomographie etc.) genau klären zu lassen, woran die Schmerzen oder die Lähmungserscheinungen liegen.

5. bis 3. Lendenwirbel

In diesem Wirbelsäulenabschnitt befindet sich das Sexual-Chakra, und folglich drücken sich Verschiebungen hier u. U. in Sexualproblemen aus. Das „Verdauen" von bestimmten Lebensumständen und Problemen kann durch Deblockieren der Wirbel wieder aktiviert oder beschleunigt werden. Das Gefühl der Geborgenheit stellt sich wieder ein, und Schuldgefühle verschwinden bzw. können leichter verarbeitet werden. Vor allem Frauen ziehen sich in diesem Bereich zurück, da sie sich in ihren Bedürfnissen unverstanden fühlen. So kommt es aufgrund einer energetischen Schwäche häufig zu einem durch nach innen verschobene Wirbelkörper verursachten Hohlkreuz – vor allem beim L3.

5. Lendenwirbel

Der L5 meldet sich, indem er Durchblutungsstörungen der Unterschenkel und Füße und damit einhergehend kalte Füße verursacht. Eine Verschiebung des L5 kann auch Wadenkrämpfe und Schwellungen der Beine und Füße hervorrufen. Ist der Wirbel wieder an der richtigen Stelle, so ist es sehr wahrscheinlich, dass sich auch diese Symptome wieder verabschieden. Auch die Energie im untersten Bauchbereich (wie hinten so vorne ...) ist wieder leichter und flüssiger. Auf emotionaler Ebene fühlt sich der Patient missverstanden und zieht sich deshalb häufig zurück.

4. Lendenwirbel

Der L4 ist es ebenfalls oft, der auf den Ischiasnerv drückt oder beim Hexenschuss die Schmerzen hervorruft. Schmerzhafte Gesäßmuskeln zur Lockerung mit dem Johanniskrautöl eingerieben, entlastet schon sehr. Auch Prostataleiden und schmerzhaftes oder zu häufiges Harnlassen können durch ein Verrutschen dieses Wirbels ausgelöst werden.

3. Lendenwirbel

Der L3 schließlich kann den Frauen zu schaffen machen. Schwangerschaftsstörungen und Wechseljahrprobleme sind hier die Auslöser bzw. umgekehrt. An dieser Stelle nochmals der Hinweis: Bei Schwangeren äußerst vorsichtig an die Sache herangehen! Wem Kinder wegen Impotenz versagt sein sollten, der kann versuchen, durch das Richten dieses Lendenwirbels seine verloren gegangenen Fähigkeiten wieder zurückzugewinnen. Einen Versuch ist es allemal wert, da es auch hier feinste Verbindungsbahnen zu den Geschlechtsorganen gibt. Bei Verschiebungen des L3 kommt es auch häufig zu Blasenleiden, zu denen sich vielfach noch Knieschmerzen gesellen. Bei Frauen ist, wie bereits erwähnt, dieser Wirbel oft nach innen verschoben und kann so chronische Probleme verursachen – hauptsächlich durch das Gefühl fehlender Geborgenheit. Natürlich hat nicht jeder mit Blasen- oder Knieproblemen eine Verschiebung am L3, doch führt eine solche immer wieder zu entsprechenden Beschwerden.

2. Lendenwirbel

Für Panikgefühle und Verkrampfungen kann eine Blockade des L2 verantwortlich sein. Krampfadern, Bauchkrämpfe, Übersäuerung und Blinddarmprobleme können hierauf zurückzuführen sein. Falls Blinddarmreizungen unterschwellig vorhanden sind, können diese durch das Richten des Wirbels gelindert oder sogar beseitigt werden. Diese Erfahrung haben inzwischen einige Dorn-Therapeuten bestätigt. Bei emotionalen Problemen passen die oft so schön zitierten Sätze: „Das verursacht mir Bauchkrämpfe", oder: „Das liegt mir schwer im Magen."

Achtung: Bei Akutschmerzen im Blinddarmbereich erst umgehend medizinisch abklären lassen.

1. Lendenwirbel

In einer Verschiebung des L1 finden wir häufig die Ursache für Darmprobleme der unterschiedlichsten Art. So z.B. Dickdarm- oder Darmdurchblutungsstörungen, Verstopfung, Darmträgheit oder Durchfall. Im Gefühlsbereich finden sich Ängstlichkeit und Schwierigkeiten, loszulassen: Vergangenes, Eltern, Partner, Kinder, Tiere, Wohnort, Besitz, Beruf. Ein Neuanfang, egal welcher Art, fällt schwer.

12. Brustwirbel

Der TH12 hat auf emotionaler Ebene die gleichen Auswirkungen wie der L1. Im körperlichen Bereich stehen bei Wirbelverschiebungen hier Dünndarmprobleme, Blähungen, Erkrankungen des rheumatischen Formenkreises, Wachstumsstörungen und Unfruchtbarkeit an.

11. Brustwirbel

Verschiebungen des TH11 können die Ursache für viele Hauterkrankungen wie Pickel, Akne, Furunkel oder Schuppenflechte, rote und schwarze Flecken, Neurodermitis ebenso wie ganz banal raue Haut sein. Einer Patientin, die an einer Schuppenflechte litt, konnte bereits durch das Richten des TH11 geholfen werden. Nach lediglich zwei Wochen und drei Behandlungen war das Problem gelöst. Auch Haarausfall und Verdauungsprobleme können mit einem fehlgestellten TH11 in Zusammenhang gebracht werden. Da die Haut das Kontaktorgan zur Außenwelt darstellt, wird in psychischer Hinsicht der Zusammenhang zu Kontaktschwierigkeiten des Patienten augenfällig. Beziehungsängste, Ängstlichkeit, Unsicherheit, das Fixiertsein auf die eigenen Schwächen gehen mit diesen Problemen einher.

10. Brustwirbel

Im TH10 wirken sich die emotionalen Blockaden in Partnerschaftsproblemen bzw. Beziehungsproblemen zu Eltern, Kindern, Verwandten, Kollegen, Nachbarn, Freunden und anderen Mitmenschen aus. Gerade Schwierigkeiten in Partnerschaften manifestieren sich in Nierenproblemen. In der chinesischen Medizin steht die Nieren Chi Essenz für die primäre Lebensenergie. Eine harmonische Partnerschaft in allen Bereichen fördert diese Lebensenergie. Deswegen stehen auch die Nieren für allgemeine Partnerschaftsprobleme. Aber auch Arterienverkalkung oder chronische Müdigkeit können in ursächlichem Zusammenhang mit dem TH10 stehen.

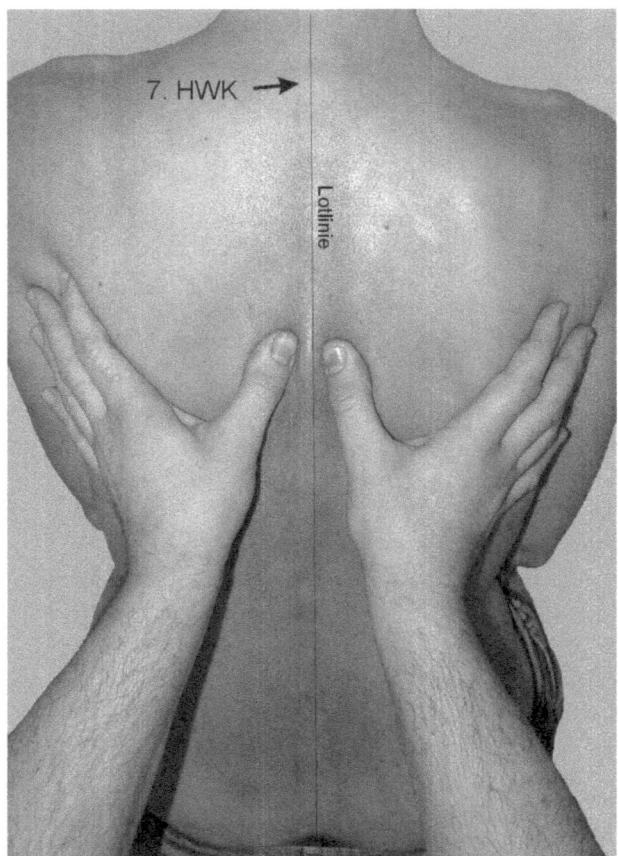

7. HWK →

Lotlinie

(Abb. 7.1)

9. Brustwirbel

Verschiebungen des TH9 stehen für die Unterdrückung der eigenen Aggressivität. Wen wundert es da, wenn man gegen etwas oder jemanden allergisch reagiert und dieses sich in Symptomen auf der Haut oder in Anfällen niederschlägt! Ebenfalls finden sich in diesem Kreis Nesselausschläge. Hier äußert sich ein bekanntes Prinzip: Mein Gegenüber ist mir Spiegel, in dem ich meine eigenen Schwächen wiederfinde. Das kann aggressiv machen, denn wer sieht sich schon gerne mit seinen eigenen Schwächen konfrontiert? Der TH9 hängt auch sehr mit unserer Schmerzempfindlichkeit zusammen, da er auf die Cortisolbildung in den Nebennieren Einfluss nimmt. Wird der Wirbel gerichtet, so kann oft nach ca. 14 Tagen wieder eine Normalisierung der Hormonproduktion und eine daraus resultierende Anhebung der Schmerzschwelle beobachtet werden. Bei Fibromyalgiepatienten kann durch Schröpfen oder Richten des 9. Brustwirbelkörpers eine Linderung der Schmerzen erreicht werden. Die Häufigkeit liegt bei ca. 3-5 Behandlungen (einmal pro Woche).

8. Brustwirbel

Verschiebungen des TH8 stehen für Starrheit, die Unfähigkeit, den Fluss des Lebens zuzulassen, ewiges Sich-Sorgen-Machen, ein Ungleichgewicht im Energiechakra (Solarplexus- bzw. 3. Chakra). Der Körper reagiert mit Milz-Problemen und einer daraus resultierenden Abwehrschwäche des Immunsystems. Die Milz als das größte der lymphatischen Organe stellt das wichtigste Immunorgan dar, in dem das Blut gefiltert wird und überalterte rote Blutkörperchen ausgesondert werden.

Dieser Brustwirbel ist bei MS-Patienten besonders zu berücksichtigen.

Untersuchung

Zuerst die gesamte Wirbelsäule von hinten aus 1-2 Metern Abstand inspizieren. Ein gedachtes Lot vom 7. Halswirbel zur Analfalte ziehen und mit der tatsächlichen Erscheinung vergleichen (= Abweichung von der Mittelachse). Das macht allerdings nur Sinn, wenn vorher die Beinlängen und das Iliosakralgelenk ausgeglichen wurden, da sonst ein verfälschtes Ergebnis zustande kommt. Das Lotziehen ist deshalb so wichtig, weil es enorme Unterschiede von Form und Größe der Wirbel innerhalb einer Wirbelsäule geben kann. Es existiert hier weder eine Norm für Querfortsätze noch eine für Dornfortsätze. Dann erst sollten die eigentlichen Fehlstellungen festgestellt werden. Dies kann man auf unterschiedliche Weise tun. Als Kontaktmittel wird auf jeden Fall wieder das Johanniskrautöl genommen. Grundsätzlich fährt der Therapeut mit seinen Daumen von oben nach unten und umgekehrt seitlich an den Dornfortsätzen des stehenden Patienten entlang. Dabei drückt er leicht seitlich auf die Wirbel. Der Therapeut kann schon hier fühlen und sehen, ob Wirbel aus der Linie ausbrechen. Ferner zeigt der dadurch entstehende so genannte Diagnosestreifen optisch, ob und in welche Richtung Wirbelverschiebungen vorhanden sind. Andere augenfällige Hinweise können Muttermale, Geweberhärtungen und Falten beispielsweise an der Halswirbelsäule sein. Diese Falten kommen durch fehlende Gewebespannung bei nach innen verschobenen Wirbelkörpern zustande. Muttermale und sonstige Hautveränderungen können u.a.

durch eine energetische Unterversorgung in diesem Gebiet entstehen. Ein weiterer Anhaltspunkt: Wenn der Patient Druckschmerzen empfindet, ist häufig der Wirbel in diese Richtung verschoben.

Aber Achtung: Was wie ein verschobener Wirbel aussieht, kann auch nur verhärtete Muskulatur sein oder ein Wirbel, der an dieser Stelle viel zu groß erscheint. Deshalb Lot ziehen und genau tasten, wie Abb. 7.1 zeigt.

In der Praxis hat sich nach vorher getesteter Druckempfindlichkeit bewährt, zuerst den durch Tastbefund und visuellen Eindruck am meisten verschobenen Wirbelkörper zu korrigieren. Meist handelt es sich hier um den Dreh- und Angelpunkt der Hauptbeschwerden, der die gesamte Statik mit beeinflusst. Anschließend wird ein einfacher Ausgleich der restlichen Strukturen bewirkt und die weiteren zu korrigierenden Wirbel nehmen auch einfacher ihre Position ein.

Die hier abgebildete Abtasttechnik hat sich in der Praxis sehr gut bewährt. Getastet wird mit den bei geöffneten Handflächen an den Dornfortsätzen liegenden Daumenseiten. Der Druck der Daumen konzentriert sich ganz leicht in die Tiefe des Gewebes, aber vor allem zueinander in Richtung Dornfortsatz. So kann man bei dem Entlangfahren an der Wirbelsäule seitliche Abweichungen nicht nur ertasten, sondern zugleich hervorragend sehen.

Nach mehrmaligem Auf- und Abfahren an der Wirbelsäule erscheint ein so genannter rötlicher „Diagnosestrich", der nochmals Abweichungen deutlich darstellt.

Hier noch ein Fall aus der Praxis: Einer Patientin, die unter starken Schmerzen in der Brustwirbelsäule litt, wurde geraten, durch einen chirurgischen Eingriff die Dornfortsatzspitzen kürzen zu lassen, da diese die Ursachen für die Schmerzen seien. Doch die eigentliche Ursache waren die oberflächlichen Hautnerven, die durch eine Überspannung der Haut infolge einer Fehlhaltung der Wirbelsäule gereizt wurden. Nach drei Dorn-Behandlungen, bei denen der Rundrücken begradigt wurde (siehe Kapitel 12 Rundrücken), sowie dem Richten dreier Brustwirbel und dem Schröpfen zweier Lendenwirbel waren die Schmerzen vollständig verschwunden.

Krankengymnastische Übungen zur Haltungskorrektur rundeten das Behandlungsprogramm ab.

Referenzpunkte

Wie findet man nun den 8. Brustwirbel? Hierfür stehen zwei Methoden zur Verfügung. Entweder sucht man den 12. Brustwirbel

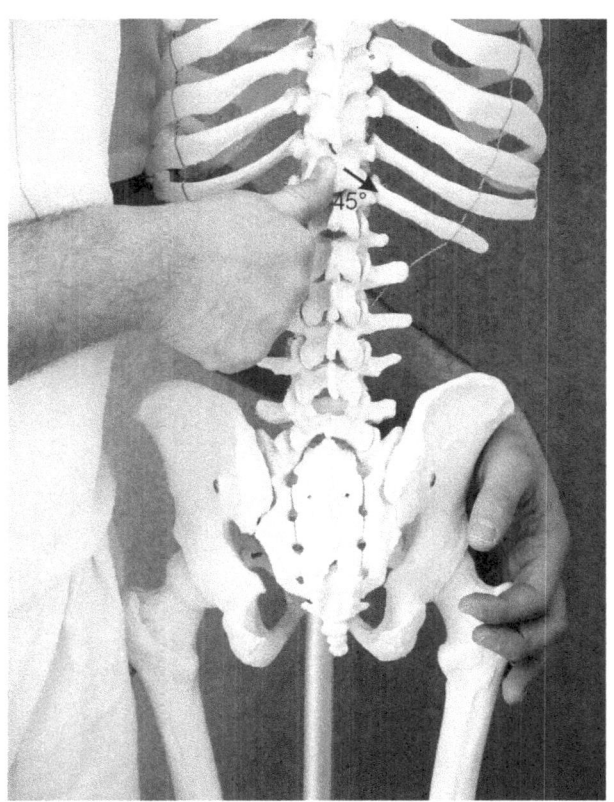

(Abb. 7.2)

und zählt dann an der Wirbelsäule bis zum 8. Brustwirbel zurück, oder man sucht den 6. bzw. 7. Brustwirbel und bestimmt von dort aus den 8. Brustwirbel.

Bei der ersten Methode fährt man mit den Händen an dem untersten Rippenbogen von außen nach innen entlang bis zur Wirbelsäule. Der Wirbel, bei dem man rauskommt, ist der 12. Brustwirbel. Von dort aus nach oben an den Dornfortsätzen bis zum 8. Brustwirbel zurückzählen.

Den 6. bzw. 7. Brustwirbel findet man auf Höhe der unteren Schulterblattspitzen, allerdings kann man das in diesem Fall nur abschätzen. Bei Frauen sitzt oft in diesem Bereich der BH.

Ein Hinweis:
Normalerweise wird bis zum 8. Brustwirbel im Stehen behandelt, das kann aber von Patient zu Patient unterschiedlich sein. Manchmal ist es nur bis zum 10., manchmal sogar bis zum 6. Brustwirbel möglich.

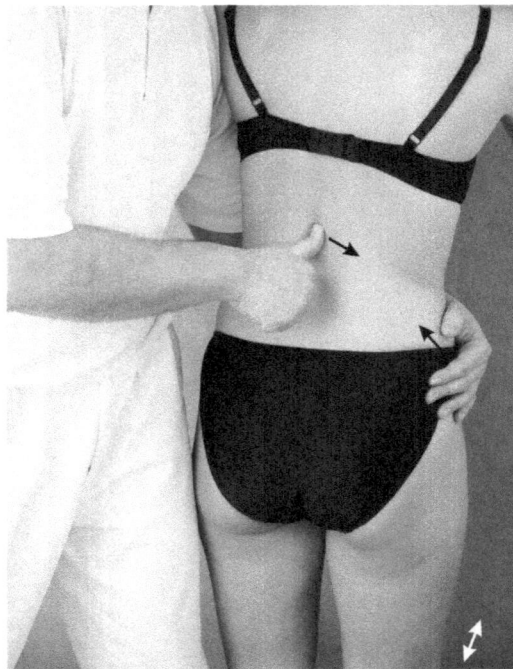

(Abb. 7.3)

Dies hängt von der Rotationsfähigkeit der Wirbelsäule ab. Man kann das leicht feststellen, indem man den Patienten mit einem Bein pendeln lässt. Dort, wo sich noch die Muskelgruppen mitbewegen, kann im Stehen behandelt werden.

Achtung: Bei Patienten mit Harringtonstab (wird bei extremen Wirbelsäulenverkrümmungen operativ zur Stabilisierung eingesetzt) bitte nur oberhalb und unterhalb des teilweise tastbaren Stabes arbeiten!

Behandlung

Das Prinzip bei Wirbelverschiebungen in diesem Wirbelsäulenabschnitt lautet, dass die Wirbel unter der Pendelbewegung des Gegenbeins vom Therapeuten wieder in die Normalposition zurückgeschoben werden. Auch hier verhindert die Muskelbewegung bzw. die Muskelanspannung der Gegenseite eine Fehl- oder Überkorrektur. Nach links verschobene Wirbel werden nach rechts und nach rechts verschobene Wirbel nach links, also immer zu Mitte hin gedrückt.

Die Ausführung ist der Technik beim Iliosakralgelenk ähnlich, lediglich die Druckrichtung variiert leicht. Der Patient stellt sich wieder mit dem Standbein auf das Brett (alternativ Telefonbuch), der

Therapeut stabilisiert den Patienten wieder an der Seite des Standbeins und umfasst dessen Becken oder Bauch. Die andere Hand wird zu einer Faust geballt und der Daumen diesmal von oben im 45°-Winkel am Dornfortsatz aufgesetzt. Der Patient pendelt wieder mit dem Gegenbein, und immer, wenn das Bein nach hinten schwingt, atmet er aus, während der Therapeut den Daumendruck in Richtung Dornfortsatz und nach unten verstärkt. Dies wird ca. 8-10-mal wiederholt. Danach nochmals die Wirbelsäule untersuchen und gegebenenfalls Übung wiederholen. Ausstreichen.

Wichtig:
Der Therapeut sollte sein Bewusstsein vom Daumen auf die Wirbelsäule richten! Denn Gedanken erzeugen Energie und die Energie folgt den Gedanken. Auch hier die Stabilisierung des Patienten in Daumenrichtung des Therapeuten als Gegendruck! Denn wohin ich meine Aufmerksamkeit lenke, dorthin fließt meine Kraft.

Eigenübungen

Lendenwirbelsäule

Fehlstellung ertasten und dann die Übung ähnlich der Eigenübung des Iliosakralgelenks ausführen. Also mit dem Standbein aufs Brett, anderes Bein pendeln, beim Zurückschwingen ausatmen und mit dem Daumen im 45°-Winkel zur Wirbelsäule nach unten drücken.

Brustwirbelsäule

Mit der Seite, in die der Wirbel verschoben ist, im Stehen an den Türrahmen drücken und mit der Gegenseite des Beines (bis Höhe TH8), oder des Armes (ab Höhe TH8) schwingen. Beim Zurückschwingen den Wirbel gegen den Druck des Körpers wieder in die Mitte schieben.

Das bedeutet z.B. bei Verschiebungen nach rechts: Die Wirbelsäule links von der Kante anlehnen und das Körpergewicht etwas nach rechts verlagern. Gegenbein oder Gegenarm pendeln. Beim Zurückpendeln drückt man mit seinem Körpergewicht die Wirbelsäule am stärksten gegen den Rahmen.

8. Brustwirbel TH7 bis Brustwirbel TH1

Anatomie

TH7 bis TH1 ist der nächste Wirbelsäulenabschnitt, der zusammengefasst wird, weil hier die Behandlung im Sitzen stattfindet. Doch zunächst die

Ursachen – Zusammenhänge

7. Brustwirbel

Blockaden des TH7 über längere Zeit hinweg können die Ursache für Vitaminmangel und/oder Schwächegefühl sein. Außerdem zeigen sich häufig Geschwüre des Zwölffingerdarms, Magenbeschwerden und Schluckauf. Der Patient bäumt sich innerlich auf, gleichzeitig „frisst er alles in sich hinein", „lässt nichts raus" und hat oft Suchtprobleme. Frauen neigen häufig in diesem Bereich zu Verschiebungen und nach innen gerutschten Wirbeln. Eine Ursache könnte ein zu enger BH sein. Der Verschluss sitzt häufig auf dem Dornfortsatz, und ist er aus Metall, sorgt er dort durch den ständigen Druck für einen „Kurzschluss". Generell ist Frauen zu empfehlen, BHs ohne Metall zu verwenden. Dies gilt vor allem für den „Bügelbereich", da dort das Metall die sensiblen Nervenverbindungen und den Energiefluss der Meridiane unterbricht.

6. Brustwirbel

Im psychischen Bereich sind die gleichen Symptome zu beobachten wie bei einer Störung am TH7. Körperlich äußert sich der verrutschte Wirbel in Magenbeschwerden, Verdauungsstörungen, Sodbrennen und Diabetes.

5. Brustwirbel

Beschwerden im Bereich des TH5 deuten auf eine Vernachlässigung der eigenen vitalen Interessen des Patienten hin. Zum einen sorgt er sich zu viel um seine Umgebung, zum anderen führt das zu Problemen mit dem „inneren Kind". Viel Traurigkeit und Tränen begleiten solche Menschen. Leberstörungen, niedriger Blutdruck, Blutarmut, Müdigkeit, Kreislaufschwäche, Arthritis und Gürtelrose sind

Ausprägungen von Schwächen in diesem Bereich. Besonders Patienten mit Mattheitsgefühlen kann durch eine Behebung der Fehlstellung des TH5 geholfen werden.

4. Brustwirbel

Blockaden des TH4 sind häufig ein Hinweis auf Verbitterung. Der Patient lässt nichts nach außen und leidet so besonders unter seiner inneren Wut. Im Physischen prägen sich die Probleme in der Galle aus. Gallenprobleme und Zorn gehören eng zusammen. Wie sagt der Volksmund so treffend: „Da läuft mir die Galle über." Kaum verwunderlich, dass Verschiebungen des TH4 auf Gallenleiden, Gallensteine und Gelbsucht hinweisen. Bei seitlichen Kopfschmerzen ist der Gallenblasenmeridian in Mitleidenschaft gezogen.

3. Brustwirbel

Bei Menschen mit Beschwerden der Atmungsorgane lohnt sich ein Blick auf den TH3. Dieser kann Bronchitis, Rippenfellentzündungen, Lungenentzündungen, Atembeschwerden und Asthma, aber auch Grippe, Husten (trockener Hustenreiz) und anderen Störungen im Brustbereich Vorschub leisten. Solche Leute stellen sich zurück, wollen nichts für sich, haben keine eigene Meinung und verweigern das „Durchatmen". Chronische Beschwerden deuten recht häufig auf einen nach innen verschobenen Wirbel hin. Hier kann man sehr gute Erfolge durch Schröpfen und Richten erzielen. Besonders sei hier nochmals darauf hingewiesen, dass der Patient viel trinken sollte, da sich sonst in diesem Bereich viele Giftstoffe ablagern.

2. Brustwirbel

Der TH2 steht für einen sehr sensiblen Bereich, das Herz. Mit seinem Herzen oder dem Herzen anderer sollte man sehr sorgsam umgehen. Patienten mit solchen Blockaden verschließen recht häufig ihr Herz, können nur schwer liebevoll sein, erscheinen hartherzig und freudlos. Dies äußert sich in Herzbeschwerden, Rhythmusstörungen, Bluthochdruck (bei nach innen gerutschtem Wirbelkörper), Schmerzen im Brustbereich und Ängsten, die uns am Loslassen bestimmter Ereignisse, die zu diesen Beschwerden geführt haben, hindern. Auch Alpträume, insbesondere Verfolgungsträume, können auftreten. Mit dem Richten dieses Wirbels können wir diesen emotionalen Prozess von der körperlichen Ebene aus erleichtern.

1. Brustwirbel

Verschiebungen des TH1 manifestieren sich im Bereich des Schultergürtels bis hin zu den Fingerspitzen. Nackenverkrampfung, Schulterschmerzen, Tennisarm, Sehnenscheidenentzündung im Unterarm, Schmerzen im Unterarm und an der Hand sowie ein pelziges Gefühl in den Fingern haben hier ihren Ursprung. Die Schultern müssen zu viel tragen, da sich der Patient gerne überlastet, er macht alles selbst, ihm fehlt das Vertrauen, auch einmal etwas abgeben zu können.

Untersuchung

Die Untersuchung in diesem Wirbelsäulenabschnitt geht genauso vonstatten, wie im vorangegangenen Kapitel ausführlich beschrieben. Johanniskrautöl nehmen, mit den Daumen von oben nach unten an den Dornfortsätzen des stehenden oder sitzenden Patienten entlangfahren, dabei seitlich auf die Wirbel drücken und fühlen, ob eine Wirbelfehlstellung vorhanden ist. Auch hier kann das Ausfindigmachen optisch anhand des Diagnosestreifens erfolgen. Zudem sollte der Therapeut auf Muttermale, Gewebeverhärtungen, Falten oder Druckschmerzen achten.

Behandlung

Die Behandlung wird am sitzenden Patienten durchgeführt. Wichtig ist, dass er mit dem Arm, der dem Therapeuten gegenüberliegt, frei schwingen kann. Im Prinzip wird ähnlich wie bei der Behandlung des unteren Wirbelsäulenabschnittes vorgegangen. Der Patient sitzt mit aufrechtem Körper. Der Therapeut stellt sich neben den Patienten und stabilisiert diesen mit seiner Hüfte an der Seite, in die der Wirbel verschoben ist. Der Patient schaut geradeaus. Der Therapeut umfasst nun die Schulter des Gegenarms (für den Gegendruck zum Daumen) und drückt mit seinem Daumen im 45°-Winkel auf den Dornfortsatz. Bei Verschiebungen nach rechts wird der Wirbel nach links gedrückt. Der Therapeut stabilisiert mit der rechten Hüfte die rechte Seite des Patienten und umfasst mit seinem rechten Arm dessen linke Schulter. Mit dem linken Daumen geht er auf den Dornfortsatz. Der Patient pendelt nun mit seinem linken Arm, und bei jedem Zurückschwingen atmet er aus. Der Therapeut drückt mit seinem Daumen auf den Dornfortsatz in Richtung linke Seite und im 45°-Winkel nach unten. Am besten synchron mit dem Patienten atmen. 10-12-mal wiederholen, nochmals untersuchen und gegebenenfalls wiederholen. Ausstreichen.

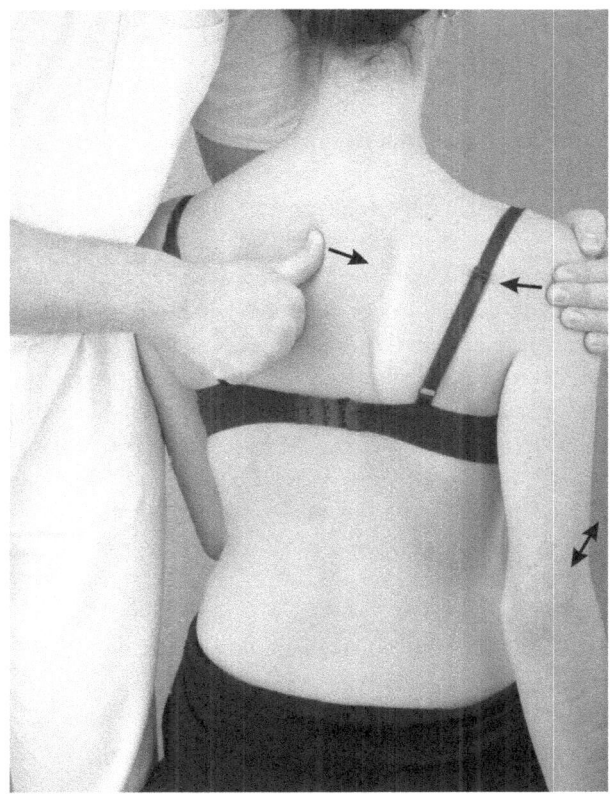

(Abb. 8.1)

Analog wird bei Linksverschiebungen der Wirbel nach rechts gedrückt. Der Therapeut stabilisiert mit der linken Hüfte die linke Seite des Patienten und umfasst mit seinem linken Arm dessen rechte Schulter. In diesem Fall wird der rechte Daumen auf den Dornfortsatz gesetzt.

EINE VARIANTE: Der Patient kann mit beiden Armen gegengleich pendeln. Das macht es dem Therapeuten allerdings etwas schwerer, den Patienten zu stabilisieren.

Eigenübung

Siehe vorangegangenes Kapitel.

9. Skoliose

Ursachen – Zusammenhänge

Unter einer Skoliose versteht man eine seitliche, meist S-förmige Verbiegung der Wirbelsäule, häufig mit Drehung mehrerer Wirbelkörper. Der Patient „verbiegt" sich, möchte es allen recht machen, ist Perfektionist und überfordert sich damit. Auch hier kann mit der Dorn-Methode geholfen oder zumindest eine Verbesserung erreicht werden. In meiner Praxis hatte ich eine junge Patientin mit einer schweren 21-gradigen Skoliose, die bereits so weit fortgeschritten war, dass das Mädchen ein Korsett tragen musste. Sobald sie dieses für einige Stunden abgelegt hatte, litt sie unter starken Schmerzen. Hier konnten wir die Skoliose so weit bessern, dass das Korsett unnötig geworden ist und einer normalen Entwicklung kaum noch etwas im Wege steht. Die Patientin geht inzwischen wieder ihrem Hobby – Jazzdance – nach. Krankengymnastik und gezielter sportlicher Einsatz sind jedoch zur weiteren Stabilisierung unumgänglich, womit wir wieder bei der Eigenverantwortlichkeit des Patienten sind.

Betroffen sind im Allgemeinen die Lenden- und die Brustwirbelsäule. Die Bedeutungen der einzelnen Wirbel für die körperliche und emotionale Befindlichkeit wurden in den vorangegangenen Kapiteln erläutert und können dort nachgelesen werden.

Um einen dauerhaften Erfolg zu gewährleisten, ist es wichtig, dass der Patient fehlerhafte Bewegungsmuster erkennt und ändert. Richtiges Bücken, aber auch mal das Greifen mit der linken Hand (Linkshänder mit der rechten Hand) stabilisieren das Ergebnis. Die lange Hebelwirkung des Armes wird so auf die andere Rückenseite gelenkt und schließlich trainiert. Auch werden wieder beide Gehirnhälften gleichmäßig aktiviert. Bei einer rechtsseitigen Skoliose empfiehlt es sich, auch hin und wieder auf der linken Seite zu schlafen. Generell sollte man auf der rechten Seite schlafen, weil dadurch die Leberentgiftung aktiviert und gleichzeitig das Herz entlastet wird. Sicher ist es vertretbar, hin und wieder links zu schlafen, doch wäre ein Umprogrammieren der Gewohnheiten hier falsch.

Untersuchung

Die Untersuchung gestaltet sich genauso wie in den vorangegangen Kapiteln – am Ausführlichsten im Bereich L5 bis TH8 – beschrieben. Bitte dort nachlesen!

Behandlung

Die Behandlung der Skoliose erfolgt im unteren Wirbelsäulenbereich (L5 bis TH8) im Stehen, im oberen Abschnitt (TH7 bis TH1) im Sitzen. Stabilisierung und die Pendelbewegung der Beine bzw. Arme erfolgen genauso wie bei der Einrichtung der einzelnen Wirbel. Der Patient pendelt mit Gegenbein bzw. -arm und atmet beim Zurückschwingen aus. Der Therapeut stabilisiert den Patienten und setzt mit seinem Daumen am Dornfortsatz des obersten Wirbels der Skoliose im 45°-Winkel an. Selbstverständlich, wie bereits aus den zwei vorangegangen Kapiteln bekannt, tut er dies an der Seite, von der der Wirbel weggedrückt werden soll.

Anders als bisher:

Beim Zurückschwingen des Beines bzw. des Arms des Patienten drückt der Therapeut im 45°-Winkel nach unten auf den Dornfortsatz, was auch mit der gesamten Handkante möglich ist. Er wandert dabei von Wirbel zu Wirbel bis zum untersten verschobenen Wirbel der Skoliose. Wie immer bitte nur während der Ausatmungsphase von Patient und Therapeut drücken.

Beachte:

Auch hier ist das Allerwichtigste eine ausgeglichene Beinlänge, damit sich so über den Statikausgleich das Druck-Zug-Verhältnis auf die Zwischenwirbelkörperbänder ausgleichen kann und das Richten der verschobenen Wirbel so vereinfacht. Ein nachhaltigerer Behandlungserfolg ist so gewährleistet.

Das Richten einer Skoliose ist an den Wirbelkörpern möglich, die noch nicht „sklerosiert" sind, d.h. knöchern miteinander „verwachsen" sind. Bei Unsicherheit bitte vorher röntgenologisch abklären lassen.

Es empfiehlt sich zudem vor dem Richten im Bauchbereich die einseitig verhärtete Bauchmuskulatur und den Hüftbeuger (M. Iliopsoas) zu lockern bzw. zu dehnen. Durch die verdrehte Wirbelsäulenhaltung entsteht eine Rotationsfehlhaltung, dadurch sind diese Muskelgruppen einseitig verkürzt.

Hier eine häufig auftretende Frage von Therapeuten:

Warum erfolgt das Richten bei einer Skoliose wie bei einer normalen Wirbelkörperverschiebung von der gleichen Seite her, obwohl die Wirbelkörper oft noch sich rotiert erscheinen.

Antwort:

Das Richten erfolgt hier über die Transversalebene. Würde ich hier von der Gegenseite richten, könnte sich der Wirbel noch weiter in die falsche Richtung verschieben.

Ich richte also diese Wirbel genauso wie andere Wirbelkörperverschiebungen.

10. Halswirbelsäule

Die Behandlung der Halswirbelsäule stellt für den „Dorn-Neuling" zumeist eine Hemmschwelle dar. Man hört allenthalben von irgendwelchen Fällen, bei denen durch das Einrenken gerade in diesem Bereich schwerwiegende Probleme entstanden sind. Es ist sicher richtig, mit der gebotenen Achtsamkeit an die Halswirbelsäule heranzugehen, jedoch sollte man sich immer bewusst sein, dass dies sowieso für jedwede Behandlung gilt. Also auch für alle Untersuchungen und Korrekturen der Dorn-Behandlung. Nochmals hier der Hinweis: Mit dieser Methode werden keine Thromben gelöst! Ein anderer wichtiger Punkt hier nochmals zur Erinnerung: Wir renken nicht ein! Wir bringen in der Dynamik, unter aktiver Mithilfe des Patienten, im natürlichen Bewegungsfluss des Menschen die Wirbel bzw. Gelenke in die korrekte Stellung zurück. Kurzer technischer Hinweis: Die Abkürzung für Halswirbel ist üblicherweise „C" (Zervikalwirbel, von lateinisch *cervix* = Hals).

Die Halswirbelsäule stellt die Verbindung zwischen Kopf und Unterkörper dar. Auf ihr liegen unter anderem auch Akupunkturpunkte des Gallenblasenmeridians. Werden diese deblockiert, wird das Gehirn besser durchblutet. Das ist einerseits gut, kann jedoch andererseits kurz nach der Behandlung zu Schwindelgefühlen führen. Diese verschwinden wieder. Man stelle sich einen Schlauch vor (A. vertebralis), der lange gequetscht wurde, so dass weniger Wasser durchfließen konnte. Jetzt lassen wir den Schlauch plötzlich, aber sanft, wieder los. Auf einmal kommt wieder viel Flüssigkeit heraus – hier Blut ins Gehirn – mit dem Resultat einer plötzlichen, besseren Durchblutung der entsprechenden Gehirnhälfte. Dadurch können sich die Gehirnwindungen besser ausdehnen. Wenn die Zufuhr über Jahre hinweg beeinträchtigt war, kann es zunächst 1-2 Tage zu leichten bis mittelschweren Kopfschmerzen kommen. Dieser Prozess unterstreicht einen Therapieerfolg. Übrigens können diese Schmerzen nicht mit durchblutungsfördernden Medikamenten (beispielsweise Aspirin) beseitigt werden, da in diesem Fall verdünntes Blut diesen Vorgang bestenfalls nur erleichtert. Trotzdem viel kohlensäurefreies Wasser zur Entsorgung der gelösten Schlacken trinken! Die optimale Versorgung beider Seiten führt zu einem Ausgleich der beiden Gehirnhälften. Ungleiche Durchblutung der Gehirnhälften kann unter anderem auch zu Depressionen führen oder diese verstärken. Ebenfalls zu

beachten: Der Gallenblasenmeridian führt durch den gesamten Körper und kann somit Auswirkungen bis in die Zehen haben.

Die Abhandlung der Halswirbelsäule teilt sich aufgrund der unterschiedlichen Behandlungstechniken in drei Abschnitte auf: 7. Halswirbel (Prominens), 6.-2. Halswirbel und 1. Halswirbel (Atlas). Es
empfiehlt sich jedoch, die Halswirbelsäule zuerst als Ganzes zu untersuchen und Fehlstellungen von oben her zu beheben. Es ist durchaus
möglich, dass beispielsweise das Richten des Atlas bestehende Verschiebungen darunter beseitigt. Getastet wird hier hauptsächlich mit
den Fingerbeeren der Zeige-, Mittel- und Ringfinger.

Die Halswirbelkörper werden entsprechend der anatomischen
Verlaufsform der Querfortsätze (beim 7. Halswirbelkörper der Dornfortsatz) nicht im 45°-Winkel gerichtet, sondern gerade, mit einer
leichten Tendenz nach unten.

Vor der Behandlung massiert man extrem verspannten Patienten
die Nacken- und Schultermuskulatur oder mit Druckpunktmassage
den Trapeziusmuskel. So wird der Patient lockerer und auch die
Behandlung entspannender.

Der Halswirbel C7 – Prominens

Ursachen – Zusammenhänge
Ein verschobener 7. Halswirbel deutet oftmals auf eine Schilddrü-
senerkrankung, Schleimbeutelentzündungen in der Schulter und
Ängste hin. Der Patient fühlt sich unterdrückt, lässt sich demütigen,
leidet still und wehrt sich nicht. Ebenso werden Erkältungen begünstigt.

Da der C7 das Verbindungsglied zwischen „oben" und „unten",
also Kopf und Rumpf ist, führen Verschiebungen gerade hier zu einem
ganz massiven Energiestau. Mit Energiestau ist hier auch physisch
gesehen das Blut und die Lymphflüssigkeit gemeint. Durch die daraus
entstehenden Verengungen können sich kleinste Teilchen (Schlacken) an den Gefäßwänden ablagern. Die den Rumpf umgebenden
Muskeln werden nicht mehr richtig durchblutet und verspannen
sich. Diese so genannten Schlacken können sich folglich dann auch
in der Muskulatur absetzen und diese übersäuern. Als Folge befindet
sich zu viel „schlackenhaltige" Energie (Chi) im oberen Bereich. Es
kommt zu Stauungen. Der untere Bereich ist unterversorgt, da ja die
Energie von oben fehlt. Zu viele Schlacken im oberen Bereich können zu Schwindelgefühlen führen und sogar Depressionen auslösen

bzw. verschlimmern. Das Richten des C7 kann tiefe Emotionen freiset-
zen, deshalb viel TRINKEN & RUHEN!

Hier noch ein Beispiel, das die Komplexität der Vorgänge verdeut-
licht: Der C7 hat eine enge Verbindung zur Schilddrüse. Eine Störung
hier kann eine Fehlbildung an der Großzehenaußenseite hervorrufen
oder verstärken, den so genannten Hallux valgus. Denn an der Zehen-
außenseite liegt die Fußreflexzone für die Schilddrüse und für den 7.
Halswirbel.

Untersuchung

Zuallererst den 7. Halswirbel bestimmen. Der Patient beugt seinen Kopf nach vorne und dann nach hinten. Der C7 ist der 1. Wirbel
von oben, der beim Nicken des Kopfes fest bleibt, also nicht nach
innen geht. Dann nach gewohnter Manier die Fehlstellung suchen.

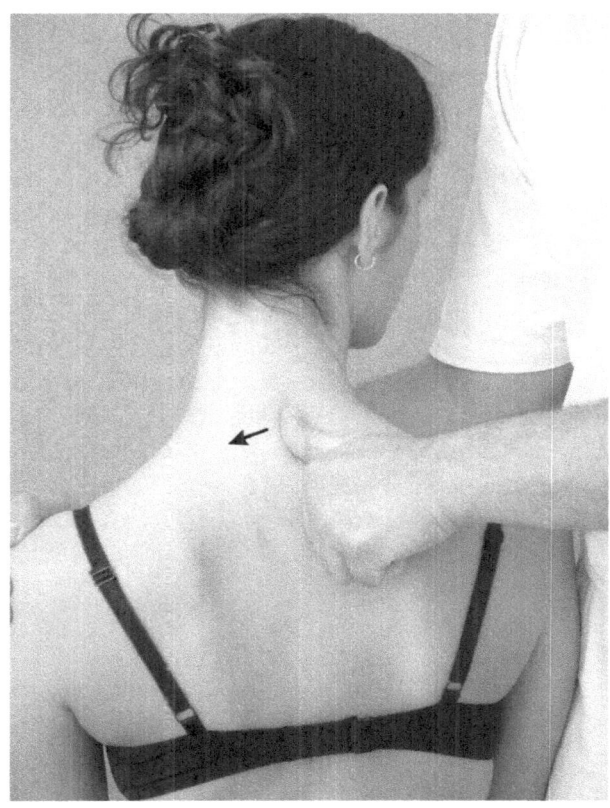

(Abb. 10.1)

Behandlung

Stabilisierung des sitzenden Patienten wie bei der Behandlung des oberen Teils der Brustwirbelsäule. Der Therapeut geht mit dem Daumen der geschlossenen Faust an den Dornfortsatz. Diesmal wird der Druck lediglich zur Seite hin ausgeübt, im Zweifelsfalle aber eher, wie in den vorangegangenen Kapiteln beschrieben, nach unten, nie nach oben. Der Therapeut steht so zum Patienten, dass er sozusagen den Wirbel von sich wegdrückt. Nun bewegt der Patient aktiv seinen Kopf von einer Seite zur anderen (Nein-Bewegung). Immer wenn er in Richtung Therapeut schaut und dabei ausatmet, verstärkt dieser den Druck auf den Wirbel. 8-10-mal wiederholen, nachsehen, ob der Wirbel richtig sitzt und gegebenenfalls wiederholen. Ausstreichen.

Halswirbel C6 bis C2

Ursachen – Zusammenhänge

Dieser Bereich der Wirbelsäule hat einen entscheidenden Einfluss auf die Versorgung des Gehirns mit Blut und ist so einerseits für das optimale Zusammenspiel der linken und rechten Gehirnhälfte, anderseits vor allem für Probleme im Kopfbereich verantwortlich.

6. Halswirbel

Blockaden des C6 sind an Oberarmschmerzen, Mandelentzündung, Kropf, Krupp, Keuchhusten und einem „steifen" Hals beteiligt. Bei über 60 Patienten mit Durchflussstörungen der Halsschlagader (A. carotis communis) konnten wir einen verschobenen 6. Halswirbel feststellen. Bei diesem so genannten anatomischen Engpass kann eine jahrelange Verschiebung zu einer leichten Komprimierung der Gefäße führen. Kommt eine falsche, z.B. fettreiche Ernährung hinzu, können die Arterien schneller durch Ablagerungen „verkalken", da ja der Durchfluss erschwert ist. Dies ist oft auch eine Mitursache für einen Schlaganfall. Emotional kann bei Problemen am C6 eine gewisse Starre des Patienten in Hinblick auf „sich öffnen" für Neues oder Toleranz eine Rolle spielen.

5. Halswirbel

Probleme am 5. Halswirbel äußern sich im emotionalen Bereich ebenfalls so, wie beim C6 beschrieben. Körperliche Symptome sind Kehlkopfentzündung, Heiserkeit, Halsschmerzen und chronische Erkältung. Ferner wird das Halschakra, auch Kehlkopfchakra genannt, beeinflusst. Wenn das Kehlkopfchakra optimal funktioniert, steigert das die Redegewandtheit, was im Umkehrschluss bedeutet, dass es bei schlechter Funktion gestört ist. Der Patient hat dann oft einen „Kloß im Hals". Außerdem fehlt ihm die Fähigkeit, sich durchzubeißen.

4. Halswirbel

Ein verschobener Halswirbel äußert sich häufig in seitlichen Kopfschmerzen, da sich in diesem Bereich der Gallenblasenmeridian mit den Nervenverästelungen der Halswirbelsäule kreuzt. Auch Katarrh, Dauerschnupfen, Lippenkrämpfe und aufgesprungene Lippen können Symptome eines verschobenen 4. Halswirbels sein. „Seelische" Probleme können sich bei Patienten durch einen fehlenden Halt in Form eines nicht vorhandenen eigenen festen Standpunkts auszeichnen. Der Betroffene macht sich wegen verschiedenster Belastungen zu viel Kopf und versucht es jedem Recht zu machen. Durch diese Überbelastung kann er nicht mehr abschalten. Auch können nicht verarbeitete Situationen im Leben, die sich anhand von Schuldgefühlen widerspiegeln, hier über den 4. Halswirbel einen ersten Therapieansatz über die physische Ebene finden.

3. Halswirbel

Körperlich kann man die Beschwerden in vier Gruppen einteilen. Zum einen in Nervenbeschwerden, zum anderen in Ohren-, Zahn- und Hautprobleme. Unter die Nervenbeschwerden fallen Neuralgien und Gesichtsnervenschmerzen. Die Ohren sind von Ohrensausen, Tinnitus und Gehörverlust, oft einseitig, betroffen. Die Zähne schmerzen, neigen zu Karies, das Zahnfleisch blutet. Pickel und Akne zeigen sich vor allem auf der Gesichtshaut. Emotional gesehen fehlt hier oft das richtige Zu- und Hinhören.

2. Halswirbel – Axis

Verschiebungen des 2. Halswirbels sind bei Nebenhöhlenbeschwerden, Ohrenschmerzen und gar Taubheit auszumachen. Ebenfalls deuten Augenleiden hier auf eine Blockade hin. Ist ein Auge akut und schwankend schlechter als das andere, so kann ein Richten des C2 die Sehschärfe wieder verbessern oder gar ausgleichen. Dem Patienten fehlt die Weitsicht, er schaut entweder weg oder überfordert seinen Sehsinn. Somit kann auch das Stirnchakra, auch 3. Auge genannt, weniger gut arbeiten. Das 3. Auge ist wichtig für das „Hinter-etwas-Sehen" oder den „Durchblick". Bei Beeinträchtigungen weiß man oft nicht mehr, welchen Weg man einschlagen soll. Auch Sprachstörungen können mit einem verschobenen 2. Halswirbel zusammenhängen.

Untersuchung

Zunächst versucht man mit den Fingerbeeren an den Querfortsätzen die verrutschten Wirbel ca. 1-1 ½ Daumen (hier sind die Daumen des Patienten gemeint!) breit neben der Mitte in der Mulde zwischen Wirbelsäulenmitte und seitlichem Kopfdrehermuskel (M. sternocleidomastoideus) auszumachen. Dazu stellt sich der Therapeut hinter den sitzenden Patienten. Bei stärker gebauten Menschen gestaltet sich dies häufig etwas schwierig. Man kann hier alternativ probieren, ob man den seitlichsten Teil der verschobenen Querfortsätze, 1-2 cm neben der Wirbelsäule, im Gewebe erfühlen kann.

Behandlung

Die Behandlung gestaltet sich ähnlich wie die des C7, doch gibt es hier zwei entscheidende Unterschiede. Zum einen wird der Kopf des Patienten weitestgehend passiv, also vom Therapeuten, bewegt, zum anderen ist die Hand, die den Wirbel wieder in die richtige Position bringt, geöffnet. Der Therapeut steht an der Seite des sitzenden Patienten, von der der Wirbel weggedrückt wird, mit dem Bauch zum Patienten. Soll der Wirbel nach links gebracht werden, steht der Therapeut somit auf der rechten Seite des Patienten. Der Daumen der geöffneten linken Hand drückt auf den Querfortsatz des zu richtenden Halswirbels. Die rechte Hand fasst unter das Kinn des Patienten. Nun wird mit der rechten Hand der Kopf ohne ruckartige Bewegung sanft nach links und rechts gedreht. Immer wenn das Gesicht zum Therapeuten gedreht wird, atmet der Patient aus, und der Therapeut verstärkt den Druck auf den Querfortsatz. Auch hier wichtig: Druck nie nach oben. 8-10-mal wiederholen. Wirbel nochmals untersuchen und gegebenenfalls Behandlung wiederholen. Ausstreichen.

Soll der Wirbel nach rechts gebracht werden, steht der Therapeut auf der linken Seite des Patienten und behandelt den Wirbel mit der rechten Hand, wobei die linke Hand den Kopf des Patienten bewegt.

Bei verspanntem Patienten ist der Kopf etwas schneller zu bewegen, wobei normal weitergeatmet werden sollte, z.B. zwei Rotationen pro Atemzyklus. Der Patient allein bestimmt die Schmerzgrenze – bei Schwindel bitte pausieren. Pro Sitzung maximal drei Versuche je Hals-

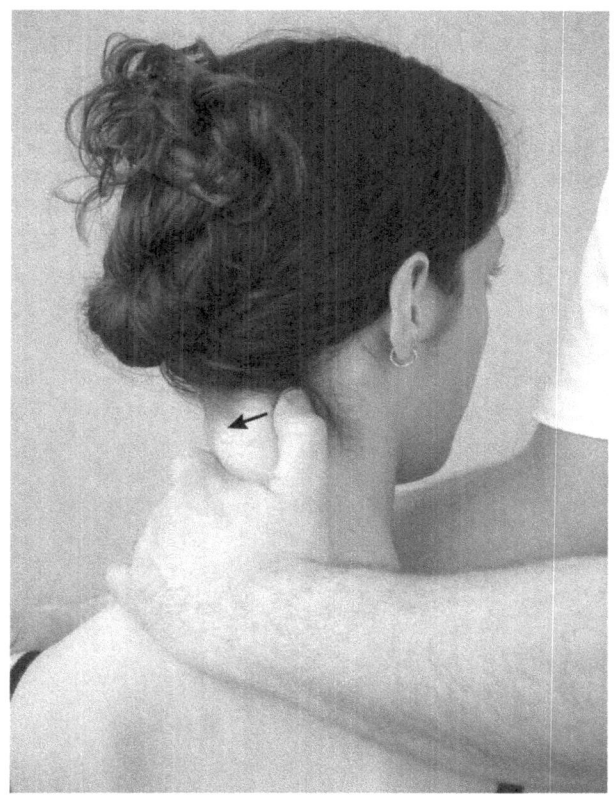

(Abb. 10.2)

wirbelkörper und maximal zwei Behandlungen pro Woche an der gleichen Stelle!

Bei schlanken Patienten, bei denen der Dornfortsatz zu sehen ist, können die Wirbel auch an diesem gerichtet werden. Die Wirbelkorrektur an den Querfortsätzen hat allerdings einen Vorteil, den es sich sicher lohnt, zu berücksichtigen, denn es werden nämlich auch Blockaden im Gewebe gelöst und sozusagen zwei Fliegen mit einer Klappe geschlagen. Und der Schmerz ist bekanntlich der „Schrei des Gewebes" nach fließender Energie.

Patienten, die sich nicht sicher fühlen oder nicht locker werden, können den Kopf selbst hin und her bewegen.

Eine Alternativbehandlungstechnik

Der Patient liegt mit gerade gerichtetem Kopf auf einer Behandlungsliege. Da er möglichst entspannt sein soll, ist es sehr hilfreich, zur Entlastung eine Rolle unter die Knie zu legen. Der Therapeut sitzt

am Kopfende und geht mit seinem Mittelfinger an den zu behandelnden Wirbel, und zwar an der Seite, von der dieser weggebracht werden soll. Der Therapeut dreht nun den Kopf des Patienten in die Richtung, von welcher der Wirbel weggedrückt wird. Er übt dann einen
sanften Druck aus, wenn der Kopf des Patienten auf der Seite liegt.
Dabei ausatmen. Dann den Kopf wieder gerade drehen. 8-10-mal wiederholen. Kurz bevor der Wirbel korrekt sitzt, ist die Intensität am
spürbarsten, was häufig bei der Dorn-Methode zu beobachten ist.

Klassisch nach Dorn: die so genannte „Kuschelübung“:
   Der Therapeut legt den Arm auf die Schulter des Patienten. Er
macht eine leichte Faust und sein Handrücken zeigt nach oben. Der
Patient neigt seinen Kopf zur Seite und „kuschelt“ sich mit leichtem
Hin-und-Her-Drehen des Kopfes an den Arm. Der Therapeut dreht
gleichzeitig den Arm langsam nach innen – also mit der Handfläche
nach oben.

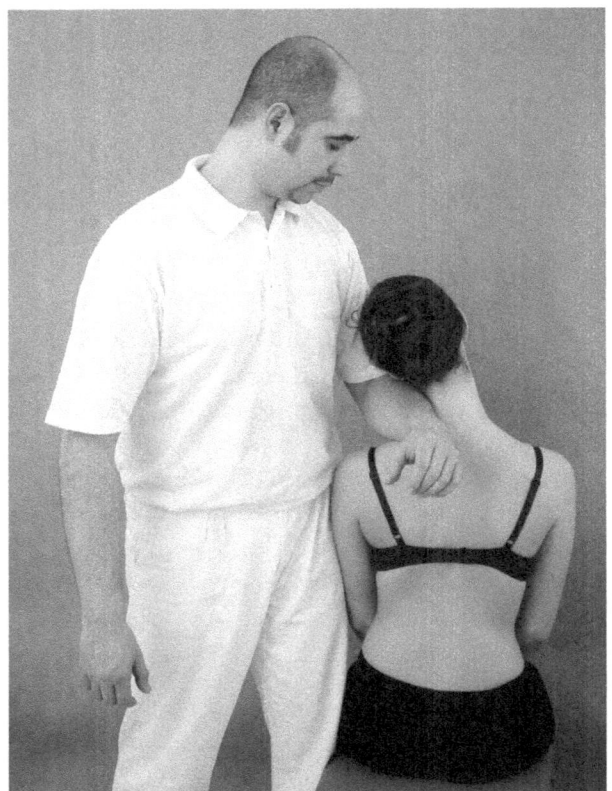

(Abb. 10.3)
„Kuschelübung“

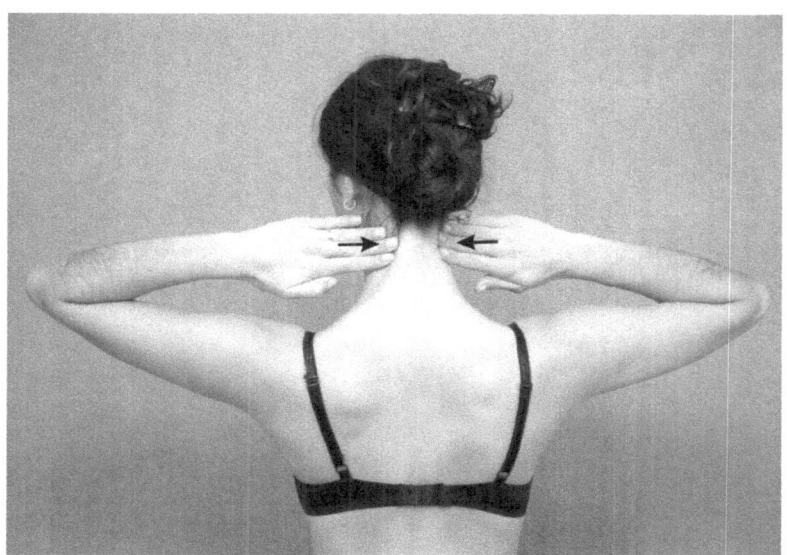

(Abb. 10.4)

Eigenübung

Die Eigenübung ist sowohl im Sitzen als auch im Liegen möglich. Man geht mit seinen Fingerbeeren an die Querfortsätze der Halswirbelsäule und dreht den Kopf nach links und rechts. Wenn man in die Richtung schaut, von der ein Wirbel weggeschoben werden soll, ausatmen und den Druck auf den Querfortsatz verstärken. Wenn die Übung im Sitzen erfolgt, unbedingt auf eine gerade Haltung achten, die Schultern seitlich auf 90° anheben und die Ellbogen abwinkeln, um die optimale Druckrichtung der Finger zu gewährleisten. Ist dies nicht möglich, die Übung liegend durchführen.

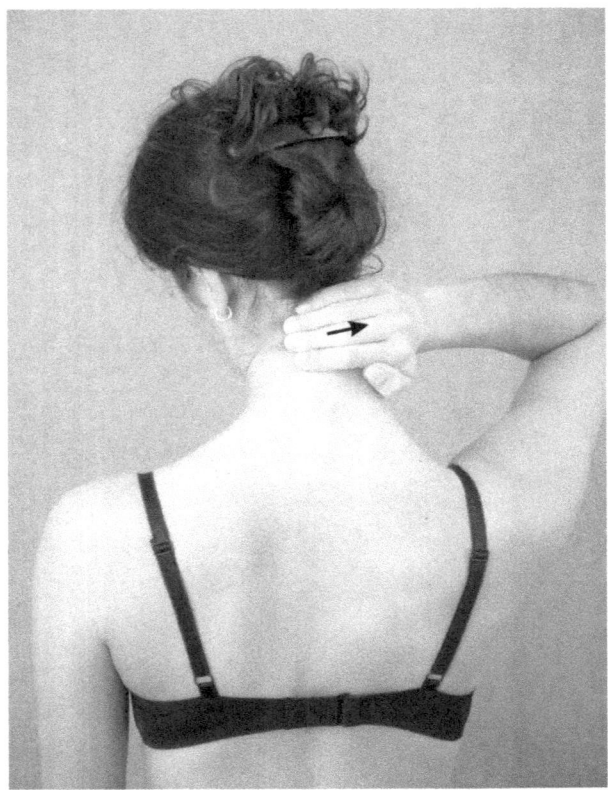

(Abb. 10.5)

Klassisch nach Dorn:

Ist ein Wirbel z.B. nach links verschoben, umfasst die rechte Hand die Halswirbelsäule, indem der Daumen links und die anderen Finger rechts von den Dornfortsätzen greifen. Den Kopf nun nach links neigen, hin und her bewegen und immer, wenn die Bewegung nach links erfolgt, ausatmen und verstärkt ziehen.

Kräftigungsübung für die Halswirbelsäule:

Ausgangsstellung: Man sitzt mit geradem Oberkörper am besten vor einem Spiegel. Die Nasenspitze Richtung Spiegel. Der Kopf darf während der gesamten Übung nicht ausweichen.

Übung:

Gegen den Widerstand der jeweiligen Handfläche wird der Kopf nun erst nach rechts seitlich gegen die Hand gedrückt und ca. 10 Sekunden gehalten.

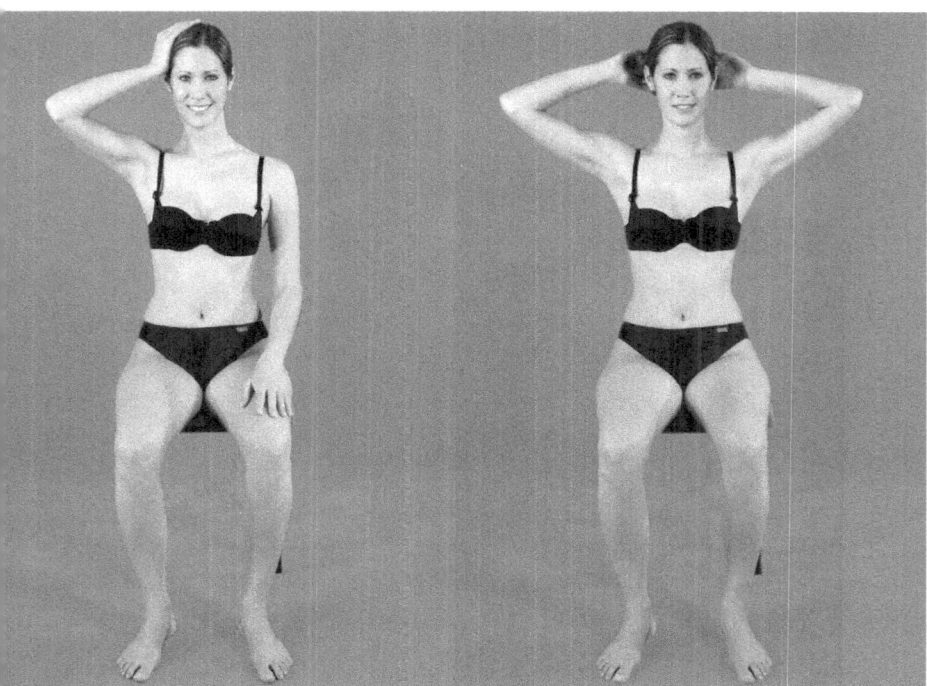

Abb. 10.6 a)   (Abb. 10.6 b)

Das Gleiche dann mit der linken Hand und den Kopf gegen den Widerstand nach links halten. Dann beide Hände hinter den Kopf legen und diesen nach hinten gedrückt halten.

Vorsicht: Nicht den Kopf nach hinten überstrecken, sondern ein leichtes Doppelkinn machen. Die Übung nach vorne ist in den wenigsten Fällen nötig, da die meisten Menschen sowieso den Kopf zu weit in der Vorhalteposition halten und die beteiligten Muskeln überspannt und verkürzt sind.

Halswirbel C 1 – Atlas

Ursachen – Zusammenhänge

Der Atlas, der als einziger Wirbel nur Querfortsätze (dafür längere als alle anderen Wirbel) besitzt, ist eine der wichtigsten Schaltstellen der Wirbelsäule. Zwischen Atlas und Axis befindet sich keine Bandscheibe, denn der Atlas sitzt direkt auf dem Axis. Wenn hier der Energiefluss blockiert wird, erhält das Gehirn bzw. eine Gehirnhälfte falsche Signale. Hier gilt das Gleiche wie bei der Beinlängendifferenz

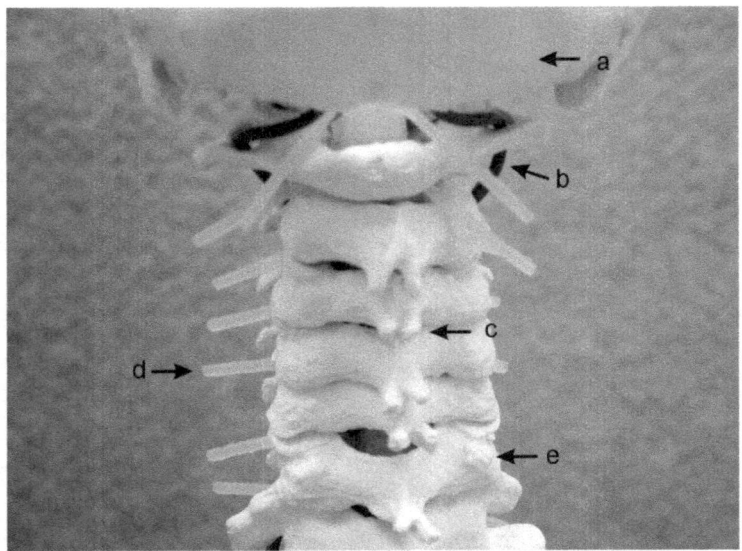

(Abb. 10.7)   *a : Hinterhauptsstrukturen*   *d: Spinalnerven*
                b: Arteria vertebralis   *e: Querfortsatz*
                c: Dornfortsatz

(nach dem Resonanzprinzip: „Wie oben so unten"). Das Gehirn hat sich dann häufig schon an diese Fehlinformationen gewöhnt, wodurch die Zellinformationen bereits verändert wurden. Dadurch kann es bei Behandlungen durch die plötzlich wieder auftretende Mehrdurchblutung kurzzeitig zu Schwindelgefühlen kommen. Auch können Wärmegefühle, ein Kribbeln oder Kopfschmerzen auftreten. Diese sollten sich jedoch spätestens nach 1-2 Tagen wieder geben.

Da der Atlas Einfluss auf die Zwischenwirbellocharterie (A. vertebralis) hat, die durch die Öffnung im Wirbelkörperzwischenloch führt und Verbindungen zum Rückenmark und zum Kleinhirn (Cerebellum) hat, wirken sich Verschiebungen meistens auf den Kopfbereich aus (durch Kopfschmerzen, Migräne, Schwindel, Doppeltsehen und Gedächtnisschwund). Halbseitige Lähmungen werden durch ungleiche Durchblutung der Gehirnhälften begünstigt, da der Wirbel auf die den hinteren Teil des Gehirns versorgende Arterie (Arteria vertebralis) drückt, welche das sauerstoffhaltige Blut zum Gehirn transportiert. Bluthochdruck und chronische Müdigkeit sind weitere Auswirkungen. Eine Verschiebung des C1 geht immer mit einem der beschriebenen Symptome einher. Fehlen diese, handelt es sich um eine anatomisch knöcherne Veränderung, die man nicht behandeln muss. Übrigens: Circa ein Drittel aller Neugeborenen haben einen verschobenen ersten Halswirbelkörper, oder besser gesagt eine Fehlspannung der Faszien im Seitenvergleich. Die Korrektur der Muskelzüge dieses Halswirbels lässt sich durch einen versierten Dorn-Therapeuten beim Säugling in Rückenlage gefahr- und problemlos bewerkstelligen.

Ein verschobener Atlas kann auf folgende mögliche geistige Blockaden hinweisen: Patienten mit Problemen am Atlas wollen gerne alles mit dem Kopf erfassen, ihnen fehlt dadurch häufig die „Übersicht" und die Verbindung nach oben zu ihrer eigenen „geistigen Führung", auch als „höheres Selbst" bekannt. Dieser „Draht nach oben" wird durch das so genannte Kronenchakra aufrechterhalten. Doch dessen verbindende Funktionsfähigkeit zwischen geistiger und physischer Ebene kann durch eine Blockade am Atlas ebenfalls stark eingeschränkt sein.

Wenn es Probleme am Atlas gibt, lohnt immer ein Blick auf das Kiefergelenk, da hier sehr häufig ein Zusammenhang besteht. Ist der Atlas verschoben, sitzt der Kopf durch diese Fehlstatik falsch. Kommt der Therapeut zu schlecht oder gar nicht an den Atlas, so kann die vorrangige Behandlung des Kiefergelenks sehr hilfreich sein. Hier lohnt es sich auch, Probleme mit den Ohren bzw. der Ohrspeicheldrüse zu berücksichtigen, weil durch ein verschobenes Kiefergelenk die Ohrspeicheldrüse auf einer Seite durch die Fehlstatik leicht komprimiert werden kann. Außerdem ist ein Zusammenhang zwischen einem Beckenschiefstand und einem verschobenen Atlas möglich. Deshalb sollte der Dorn-Therapeut sein Augenmerk auch darauf legen. Anders herum: Vielleicht ist ja auch das Lösen der Atlas-Blockade der Schlüssel zur einer erfolgreichen Behandlung eines Beckenschiefstands, der weder durch die dafür vorgesehene Spezialübung noch durch Richten der Knie- bzw. Sprunggelenke oder des Iliosakralgelenks beseitigt werden konnte. Denn in seltenen Fällen kann durch eine extreme Schonhaltung über die Muskelketten der Halswirbelsäule ein Beckenschiefstand von oben her begünstigt werden.

Untersuchung

Die Querfortsätze des Atlas lassen sich unter dem Ohrläppchen in einer Mulde zwischen Hinterhauptknochen und Kiefer indirekt ertasten. Das bedeutet, dass wir nur an das Gewebe neben dem Wirbel herankommen und nicht direkt an den Knochen, auch wenn sich das so anfühlt. Der Therapeut steht hinter dem sitzenden Patienten und geht mit seinen Fingern an die oben beschriebene Stelle jeweils an der

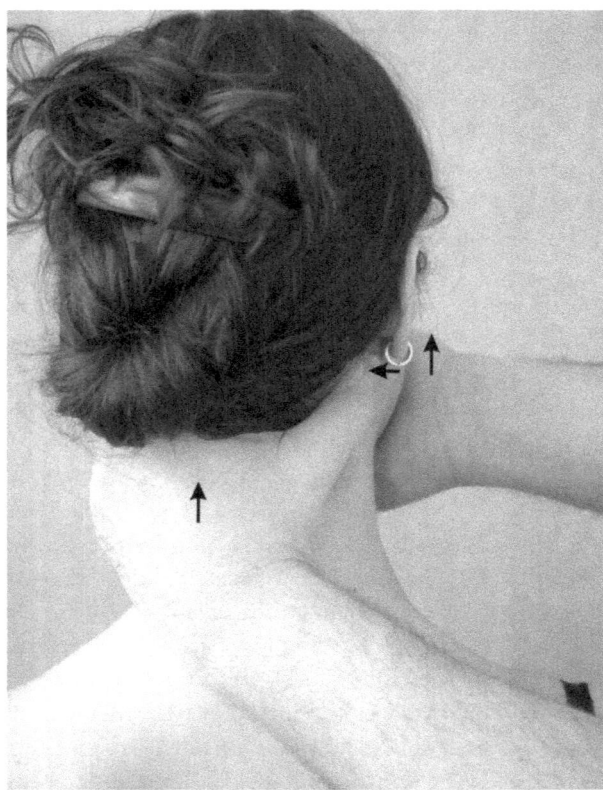

*Alternativ-
behandlung
Korrektur des
1. Halswirbels
(Abb. 10.8)*

linken und der rechten Seite. Den Patienten den Mund zur Entspannung des Kiefergelenks langsam öffnen und schließen lassen. Eine Fehlstellung ist deutlich daran zu erkennen, dass im direkten Vergleich mit den Mittelfinger- oder Zeigefingerbeeren schmerzhafte bzw. verhärtete Stellen ertastet werden können. Dies geschieht durch abwechselndes Drücken auf den Atlas von links und rechts.

Behandlung

Die Behandlung des Atlas erfolgt im Großen und Ganzen genauso wie die Korrektur der Wirbel C6 bis C2, jedoch mit einem wichtigen Unterschied: Der Kopf wird dabei gleichzeitig leicht nach oben gezogen (Traktion), dann unter Druck auf den verschobenen Querfortsatz den Wirbel korrigieren, wenn der Patient zur gleichen Seite schaut und ausatmet.

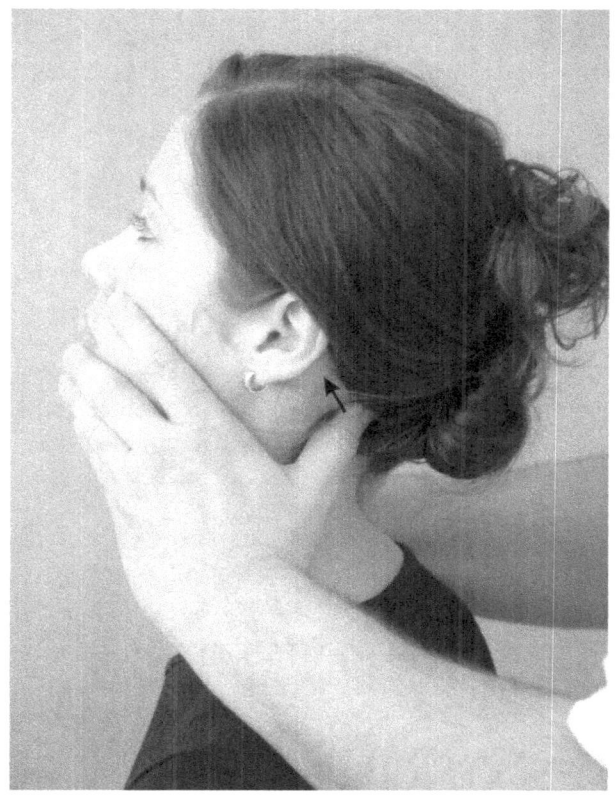

*Korrektur des
1. Halswirbels
klassisch nach
Dorn
(Abb. 10.9)*

Auch hier gilt: Patienten, die sich nicht sicher fühlen oder nicht locker werden, können den Kopf selbst hin und her bewegen – also ist hier eher die klassische Dorn-Variante zu bevorzugen.

Achtung:

Weil die Behandlung häufig als unangenehm empfunden wird, ist es hier besonders wichtig, sich nach dem Patienten zu richten. Deshalb das Bewegen des Kopfes nur 3-6-mal wiederholen und öfter eine Pause einlegen.

Klassisch nach Dorn:

Der Therapeut untersucht den Atlas, indem er von hinten unterhalb des Hinterhauptbeins mit Druckrichtung nach oben die „Verdickungen" der Querfortsätze ertastet. Die Seite, die sich so anfühlt, als stünde sie weiter heraus, ist die Seite, zu der der Wirbel verschoben ist. Der Patient legt dabei seinen Kopf in den Nacken und dreht ihn leicht hin und her. Der Therapeut drückt immer bei der Seite etwas stärker, die verschoben ist. Dabei wird ausgeatmet. Wenn noch Schmerzen da sind, obwohl der Wirbel gerichtet ist, dann an der Stelle etwas nach unten massieren und so gestaute Energie und Lymphe ableiten.

Tipp:
„Energiearbeiter" können sich am Kronenchakra eine Lichtsäule nach oben vorstellen, welche die gestaute Energie sofort ableitet. Diese schöne Visualisierungstechnik funktioniert prima und erleichtert dem Patienten das Locker- bzw. Loslassen ungemein. Der Patient sollte dabei auf seine Atmung zum Nabel hin achten und das Ausatmen über die Füße in die Erde visualisieren. Ansonsten ist eine gute Atmung, vor allem ohne die Luft anzuhalten, sehr hilfreich.

Eigenübung
Sie funktioniert im Prinzip wie die Eigenübung für den Bereich C6-C2, nur dass auch hier der Zug nach oben ausgeführt werden muss. Das geht am besten, indem man den Daumen in den Spalt unterhalb des Ohrläppchens drückt und mit den Handflächen den Kopf anhebt. Die klassische Dorn-Variante ist hier natürlich wesentlich einfacher umzusetzen, siehe Abb. 10.9, man benutze hier lediglich seine eigenen Daumen.

Abbildung 10.10 zeigt die klassische Eigenkorrektur des 1. Halswirbels.

Hier noch ein Beispiel aus dem Praxisalltag, das zeigt, wie das Zusammenspiel der Wirbel mit der Körperbefindlichkeit eines Patienten aussehen kann:
Drei Monate nach einem Autounfall beklagte sich eine Patientin über ständigen Kopfschmerz, der sich bis zur Übelkeit steigerte, sowie einseitigen Drehschwindel. Die Patientin war schon bei einigen Ärzten gewesen, hatte schon mehrfach Massagen erhalten und war sogar eingerenkt worden. Alles erfolglos. Durch die Einnahme der Schmerzmittel hatten sich inzwischen Magenprobleme ergeben. Zunächst konnte eine nicht wachstumsbedingte Beinlängendifferenz festgestellt werden, die sich mühelos korrigieren ließ. So war bereits die Grundlage für eine erfolgreiche Behandlung geschaffen. Eine Korrektur des 1. Halswirbels befreite die Patientin von ihren Kopfschmerzen

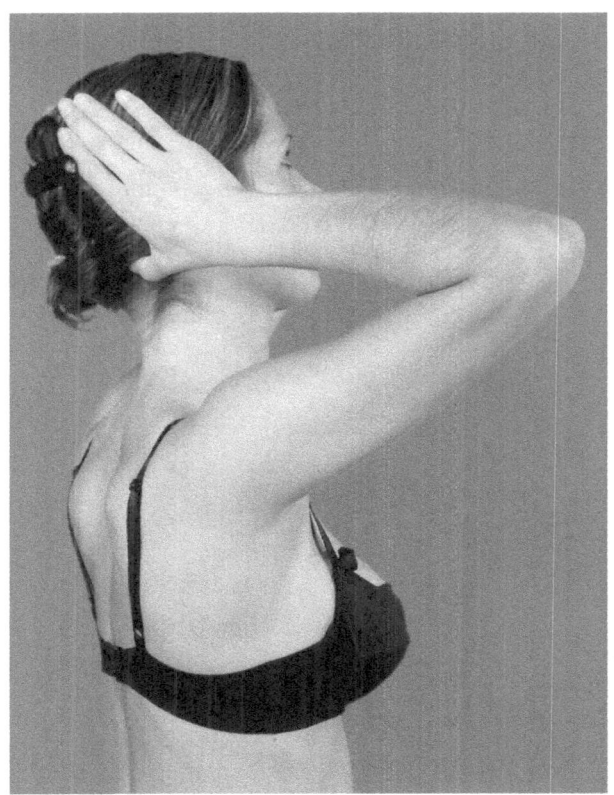

(Abb. 10.10)

und Schwindelgefühlen. Die Magenschwäche, die zu der Schmerzmit-tel- und schon vor dem Unfall zu einer Lebensmittelunverträglichkeit geführt hatte, konnte durch Richten und Schröpfen des TH6 besei-tigt werden. Durch die Korrektur wurden die Nervenbahnen, die den Magen versorgen, schlagartig entlastet, und ebenso schnell war die Patientin ihre Probleme los.

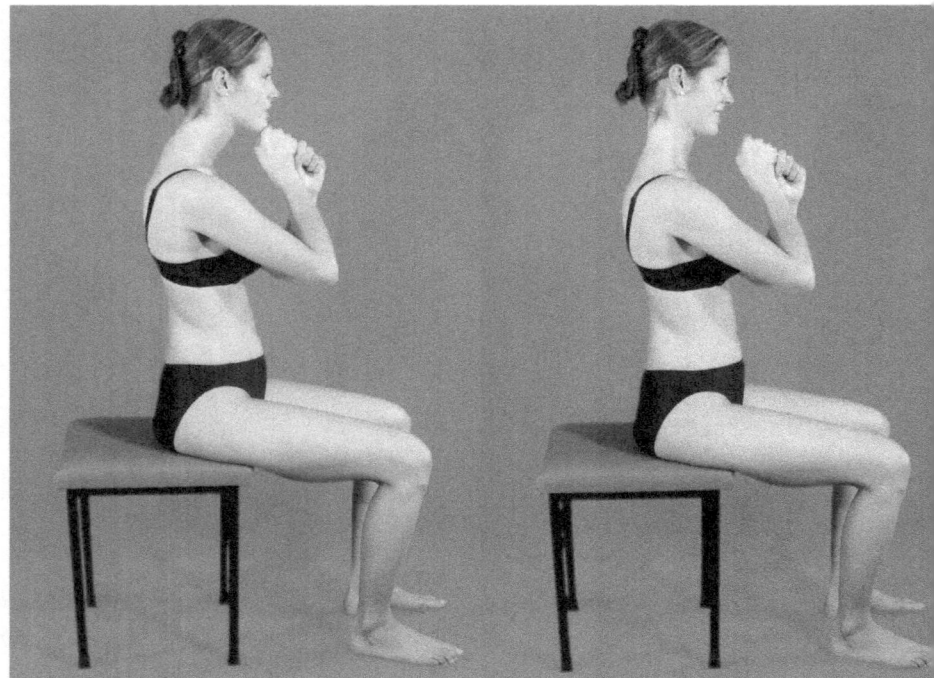

(Abb. 10.11 a) Ausgangstellung   (Abb. 10.11 b) Endstellung

Übung zur Entlastung des 1. Halswirbelkörpers:

Ausgangsstellung: Man sitzt mit geradem Oberkörper auf einem Stuhl. Die Kopfhaltung ist vorerst normal locker. Man stellt sich vor, einen langen Bart mit den Händen festzuhalten.

Nun „zieht" man an diesem Bart, indem man den Kopf in die Doppelkinnposition bringt, also den Hinterkopf Richtung Decke bewegt. Diese Position wird ca. 5 bis 10 Sekunden gehalten, bevor man in die Normalposition zurückkehrt 3-5-mal wiederholen.

Diese Übung wird auch „Rübezahlübung" genannt.

11. Meridiane und das Dreiersystem

Um noch einige Zusammenhänge der Wirbel mit Organen zu verdeutlichen, hier ein kleiner Exkurs: Zwölf Hauptmeridiane durchziehen den Körper auf beiden Seiten wie ein Schienennetz einige Millimeter bis einige Zentimeter unterhalb der Haut. Zwei weitere Meridiane laufen ebenfalls unter der Haut, allerdings entlang der Körpermitte. Es handelt sich um die Leitbahn der Steuerung, auch Gouverneursgefäß genannt, und die Aufnehmende Leitbahn, auch Zentralgefäß genannt. Es gibt einige Stellen, an denen sich die Meridiane überschneiden und miteinander verbinden. So entsteht ein sehr komplexes Netzwerk. Gibt es auf diesen Verbindungsbahnen Blockaden, entsteht ein Energiestau, der sich möglicherweise ganz woanders im Körper bemerkbar macht. Ein Beispiel: Jemand kratzt sich irgendwo am Körper und verspürt an einer völlig anderen Stelle ein Jucken oder ein Kribbeln. Das bedeutet, er hat an einer Stelle den Meridian gereizt und kann nun das „Ergebnis" irgendwo auf diesem Meridian spüren.

In China wurde in diesem Zusammenhang das „Dreiersystem" entwickelt. Dieses besagt, dass eine organische Störung immer in drei Zonen zu finden ist.

Es gehören also immer zwei Körper- und ein Sinnesorgan/eine Körperöffnung zusammen. Außerdem kann man seelische Faktoren mit diesem Dreiersystem in Zusammenhang bringen, wie:

- Nieren (TH10), Blase (L3), Ohren (C3) → Angst: Für die Dorn-Methode heißt das, dass bei Ohrensausen neben dem C3 auch ein fehlgestellter TH10 oder L3 vorhanden sein kann.
- Leber (TH5), Galle (TH4), Augen (C2) → Zorn: Bei Augenproblemen (C2) einen Blick auf TH4 und TH5 werfen. Umgekehrt bei Leber- oder Gallenproblemen sich den C2 ansehen.
- Milz (TH8), Magen (TH6), Mund (C3) → Sorge: Wenn TH6 betroffen ist, auch TH8 sowie C3 berücksichtigen.
- Lunge (TH3), Dickdarm (L1), Nase (C4) → Trauer: So kann eine tropfende Nase auch von einem „geschwollenen" Dickdarm herrühren.

◆ Herz (TH2), Dünndarm (TH12), Zunge (C2) → Freude: So kann
es über einen verschobenen TH2 zu Blutkreislaufproblemen kommen, die sich wiederum negativ auf Darm und Zunge auswirken.

Hier noch ein paar weitere Zusammenhänge:
Innere Knieprobleme – Milzmeridian – TH8
Seitliche Kopfschmerzen – Gallenblasenmeridian – TH4
Schulterbeschwerden – Dickdarmmeridian – L1
Ischiasprobleme – Gallenblasenmeridian – TH4
Hallux der großen Zehe / Hühneraugen – Milzmeridian – TH8
Tränensäcke – TH4/TH5

Hier ein Tipp, wie man den gesamten Körper des Patienten lockern kann:
Der Blasenmeridian ist der längste Meridian und zieht sich vom
Kopf bis hin zur kleinen Zehe. Man legt den Patienten auf die Behandlungsliege und zieht nacheinander an seinen kleinen Zehen (die Finger des Therapeuten umfassen das Mittelglied). Häufig kommt es hier
zu einem Knacken der Gelenke. Durch dieses Ziehen kann eine energetische Überspannung aus dem Körper genommen werden, und die
Dorn-Behandlung erfolgt an einem lockereren Patienten.

Die wichtigsten Meridiane

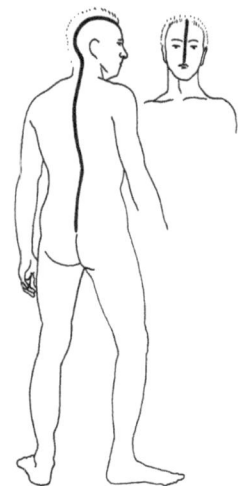

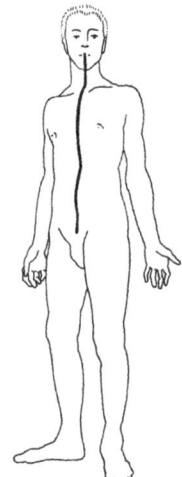

Leitbahn der Steuerung   *Aufnehmende Leitbahn*
(auch Gouverneursgefäß genannt)   *(auch Zentralgefäß genannt)*
[Zeichnungen: Martin Tiefenthaler, aus G. Flemming: Die Methode Dorn. Aurum]

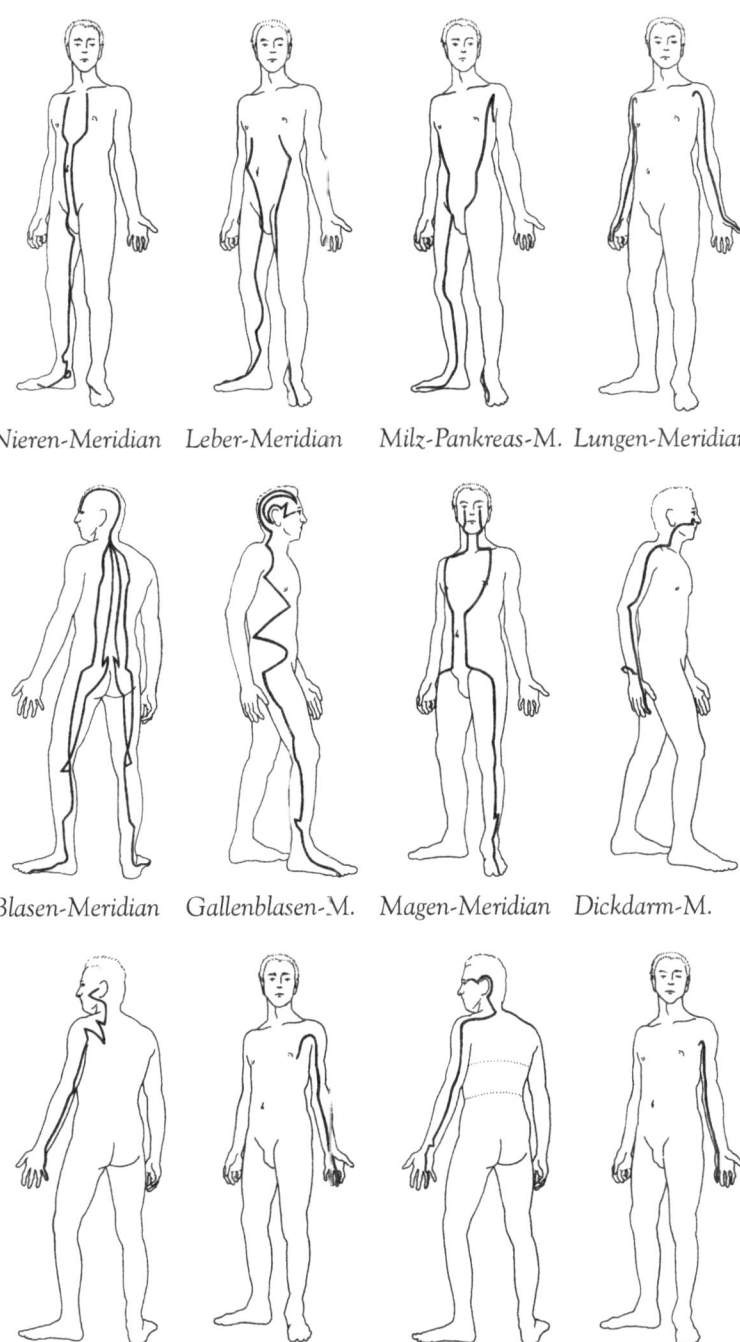

Nieren-Meridian   Leber-Meridian   Milz-Pankreas-M.   Lungen-Meridian

Blasen-Meridian   Gallenblasen-M.   Magen-Meridian   Dickdarm-M.

Dünndarm-
Meridian

Kreislauf-Sexus-
Meridian

Dreifacher
Erwärmer

Herz-
Meridian

12. Rundrücken

Ursachen – Zusammenhänge

Der Rundrücken ist zumeist auf eine Fehlhaltung zurückzuführen. Das kann an einer schwachen Muskulatur oder auch Problemen am Skelett liegen. Patienten mit Rundrücken scheinen häufig unter der „Last des Lebens" zusammenzubrechen und lassen gerne die Schultern hängen.

Untersuchung

Einen Rundrücken erkennt man an der vorgebeugten Haltung des Patienten.

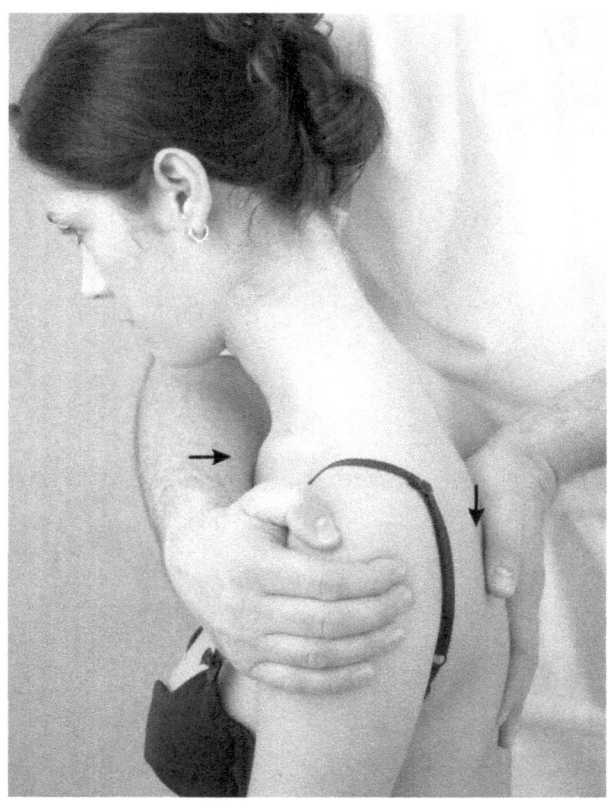

(Abb. 12.1)

Behandlung

Den sitzenden Patienten aufrichten, was u. U. auch im übertragenen Sinne notwendig ist. Der Therapeut legt eine Hand von vorne als Gegendruck über den Schulterbereich des Patienten und fährt mit der anderen kräftig auf der Wirbelsäule von oben nach unten. Dabei Arme gegengleich pendeln lassen und darauf achten, im Rundrückenbereich etwas kräftiger, im unteren Bereich etwas sanfter zu drücken. Therapeut und Patient atmen langsam aus. Dies ca. 3-6-mal wiederholen.

Das Gleiche nun ca. eine Handbreit rechts und danach links von der Wirbelsäule auf der Muskulatur wiederholen. Nun mit dem Arm an der Gegenseite pendeln.

Da die Brustmuskulatur hier in fast allen Fällen durch die Vorhalteposition der Schultern verkürzt ist und die Rückenmuskulatur (vor allem die unteren Schulterblattfixatoren) zu schwach ist, empfiehlt es sich diese Übung mit der im Kapitel 22 erklärten „Dehnung der Brustmuskulatur bei Rundrücken" und „Kräftigung der Rückenmuskulatur" zu kombinieren.

13. Erhöhung am 7. Halswirbel („Witwenbuckel")

Ursachen – Zusammenhänge

Eine Erhöhung des 7. Halswirbels betrifft zumeist Menschen, die gerade mit Schicksalsschlägen zu kämpfen oder von irgendwo die sprichwörtlichen „Nackenschläge" bekommen haben. Zumeist herrscht die Grundstimmung, nicht mehr zu wollen. Man legt sich als Schutz eine Gewebsablagerung an dieser Stelle zu. Körperliche Ursachen sind häufig bei Menschen zu beobachten, die mit abgewinkelter Kopfhaltung arbeiten, wie Schneider(innen) oder bei Leuten, die viel stricken. Um eine dauerhafte Verbesserung zu erzielen, muss diese Übung jedoch mindestens ein halbes Jahr durchgeführt werden und die Ursachen müssen vollständig beseitigt werden. Eine geeignete

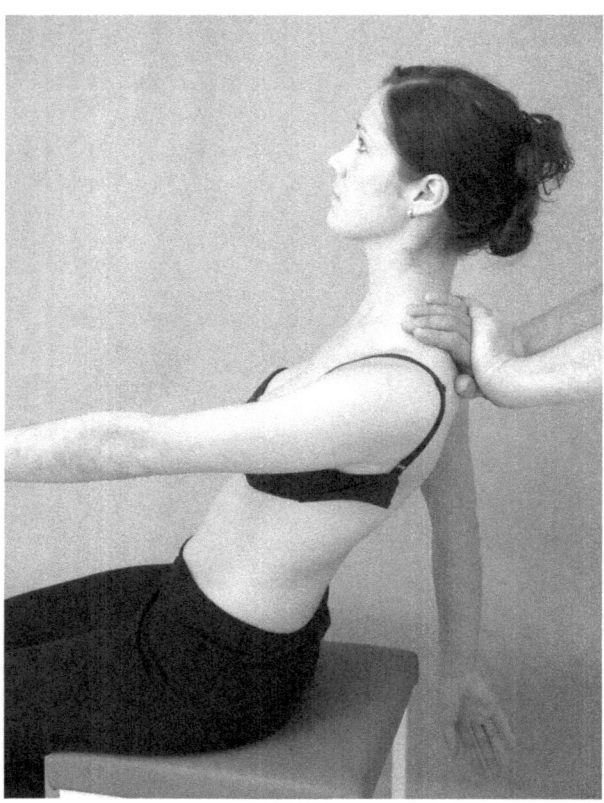

(Abb. 13.1)

Sitzhöhe, bei der man den Blick etwas gerader ausrichten kann, ist oft schon sehr hilfreich.

Untersuchung

Die Erhöhung des Prominens sieht man auf den ersten Blick.

Behandlung

Der Patient sitzt auf einem Hocker. Der Therapeut legt seine beiden Hände übereinander auf die erhöhte Stelle und geht in Schrittstellung etwas zurück. Der Patient lehnt sich nun so weit wie möglich nach hinten und wird dabei vom Therapeuten gehalten. In dieser Stellung pendelt der Patient seine Arme gegengleich hin und her. Dabei kann man die Füße des Patienten unter einem Heizkörper stabilisieren, das gibt etwas mehr Sicherheit. Ausstreichen. Diese Übung ist sehr entlastend und wird als angenehm empfunden.

Vor allem im oberen Schultergürtelbereich wird die Haltung deutlich verbessert, und dem Patienten wird durch diesen Impuls bewusst gemacht, sich wieder aufzurichten. So wiederum findet eine Entlastung der Halswirbelsäule und der Nackenmuskulatur statt.

Eigenübung

Lehnen Sie sich mit dem 7. Halswirbel gegen eine stabile Abstützung – wie eine fest verankerte Stuhllehne oder Ähnliches –, um genügend Gegendruck zu erzeugen. Arme gegengleich pendeln. Diese Übung dürfte aber vergleichsweise schwer zu bewältigen sein. Bitte den Bereich des Halswirbels dünn unterpolstern.

14. Schulterhochstand

Untersuchung

Auch ein Schulterhochstand ist so offensichtlich, dass er sehr leicht zu sehen ist. Die höhere Schulter wird behandelt. Hier übt eine vorhandene Beinlängendifferenz, vornehmlich an der längeren Seite, eine Kompression auf das Schulterdach aus, wodurch hier eine funktionelle „Verengung" stattfinden kann. Also erst die Fehlstatik ausgleichen, dann Halswirbelsäule, Schulter usw. richten.

Behandlung

Der Patient sitzt auf einem Hocker. Der Therapeut stellt sich neben die zu behandelnde Schulter mit dem Bauch zum Patienten und legt beide Hände von oben übereinander auf das Schultergelenk. Der Patient kreist nun diese Schulter nach hinten. Immer wenn sie

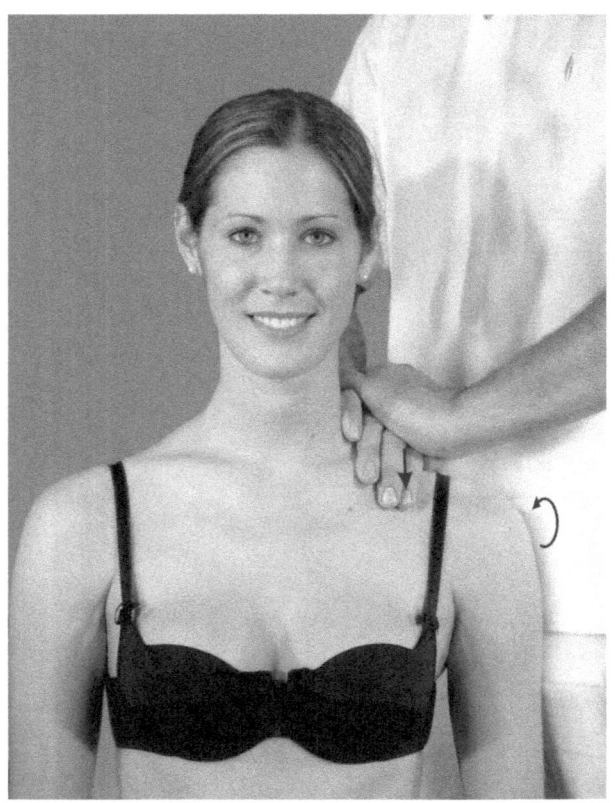

(Abb. 14.1)

nach unten bewegt wird, verstärkt der Therapeut den Druck, wobei ausgeatmet wird. 8-10-mal wiederholen, sich die Schultern ansehen und gegebenenfalls die Behandlung wiederholen. Ausstreichen.

15. Schultergelenk

Anatomie

Der Schultergürtel, die Verbindung zwischen Arm und Rumpf, wird aus den beiden Schlüsselbeinen (Claviculae) und Schulterblättern (Scapulae) gebildet. Das Schlüsselbein ist gelenkig mit dem Schulterblatt und mit dem Brustbein verbunden, der Oberarm über das Schultergelenk mit dem Schulterblatt. Der ganze Schultergürtel sitzt leicht verschiebbar auf dem Brustkorb auf, ähnlich wie ein Reiter auf dem Pferd. Wird der Schultergürtel angehoben, verliert er seine Auflage und hängt mit seinem gesamten Gewicht an der Halswirbelsäule und dem Kopf.

Ursachen – Zusammenhänge

Wie bereits erwähnt, sollte bei verschobenen Wirbeln auch das dazugehörige Gelenk gerichtet werden. Dies lässt auch den Umkehrschluss zu: Bei Gelenkproblemen immer auch an den dazugehörigen Wirbel schauen. Das bedeutet in diesem Falle, sich den 7. Halswirbel, aber auch den 1. Brustwirbel anzusehen, denn häufig sind diese bei Schulterblockaden verschoben. Die Korrektur der Schultergelenke wirkt sich besonders positiv auf den Akupunkturmeridian des Dickdarms aus.

Da bei Schulterproblemen die Gefahr einer Übertragung der Fehlstatik auf den Ellenbogen, das Handgelenk und die Fingergelenke bestehen kann, sollte man immer die restlichen Gelenke des Armes mit in Betracht ziehen.

Ganz wichtig: Bei chronischen Erkrankungen des Schultergelenks auf nach innen verschobene Wirbel achten! Werden diese herausgeschröpft, so entsteht eine sofortige Entlastung der Nervenleitbahnen und der feinstofflichen Verbindungskanäle.

Eine Fehlstellung bzw. Schonhaltung des Schultergürtelbereiches kann schließlich durch die Gewichtsverlagerung auf die Halswirbelsäule und den Kopf zu einer Überbelastung der Nackenregion führen.

Ein Phänomen konnte ich im Laufe meiner Praxiserfahrung beobachten:
Sogar bei schmerzhaften Schleimbeutelentzündungen ist der Druck mit der Dorn-Methode auf das Gelenk innerhalb des freien Bewegungsausmaßes in Ordnung. Alleine das richtige Positionieren des Gelenkes durch den Ausgleich der Muskelzüge als Effekt dieser

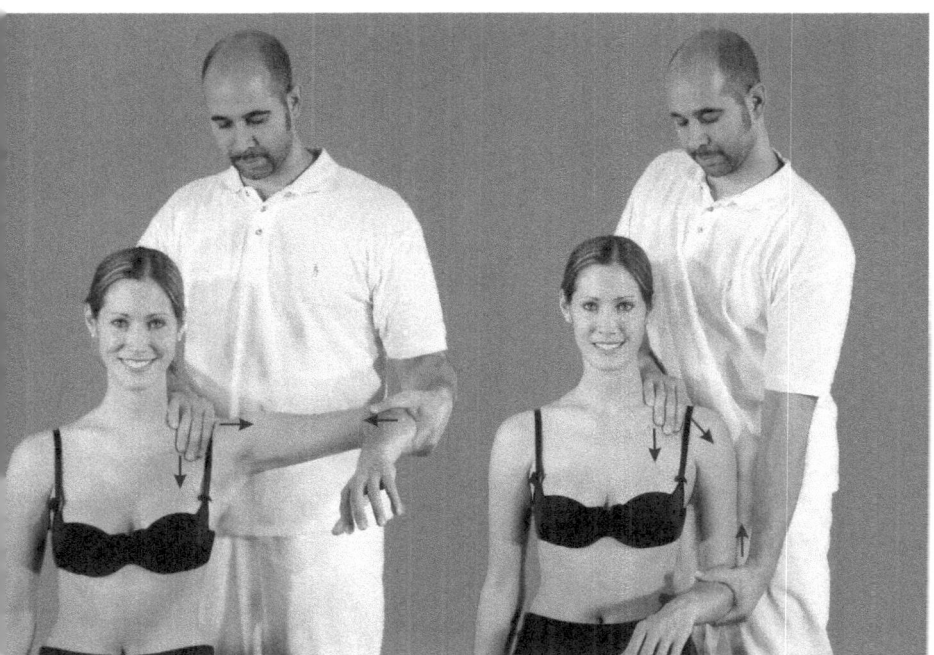

Abb. 15.1 a) Anfangsstellung seitlich   (Abb. 15.1 b) Endstellung seitlich

Korrektur bringt oft die Erleichterung und damit die Beweglichkeit und Schmerzfreiheit zurück. Der Gegendruck der anderen Hand spielt hier zur Stabilisierung eine wesentliche Rolle. Diese Behandlung ist natürlich bei weit fortgeschrittenem und entzündlich einge-schränktem Stadium *nicht* möglich.

Im emotionalen Bereich weisen Schulterprobleme auf eine Über-lastung hin. Das „Tragen einer Last" wird zu schwer, zumeist wenn man aus einem Pflichtgefühl heraus zu wenig für sich und zu viel für andere tut.

Behandlung

Der Patient sitzt aufrecht auf einem Hocker. Der Therapeut stellt sich seitlich hinter die zu behandelnde Schulter. Nun drückt er die Schulter mit der einen Hand etwas nach unten. Die andere Hand umfasst den Unterarm kurz unterhalb des angewinkelten Ellbogenge-lenks und hebt den Arm, wenn möglich, bis ca. 90° nach oben. Spätes-tens an dieser Stelle sollte man sich wieder an die REGEL erinnern. Hier eine kleine Auffrischung:

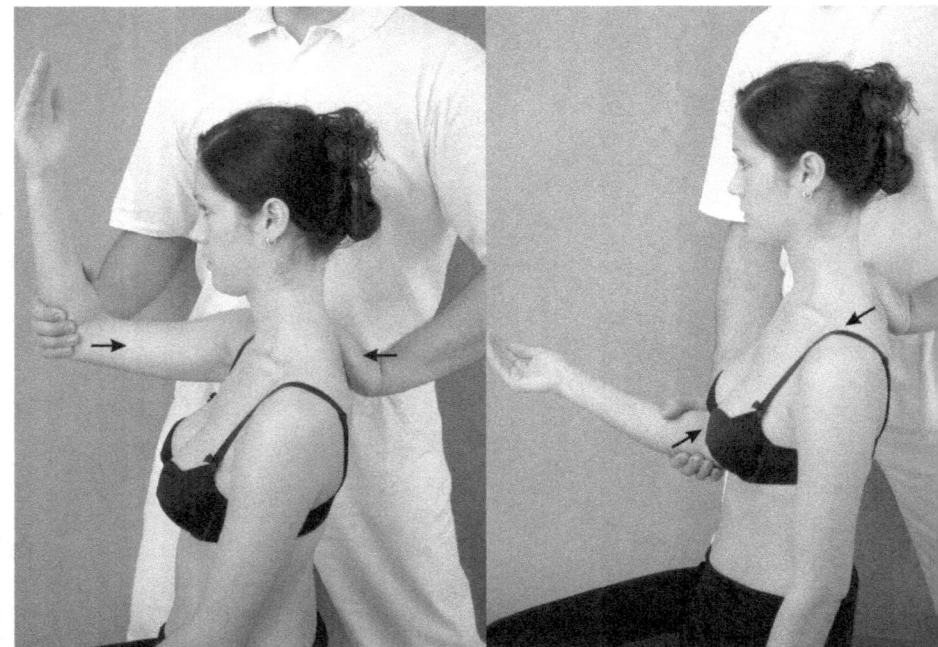

(Abb. 15.2 a) Anfangsstellung von vorne   (Abb. 15.2 b) Endstellung von vorne

REGEL:

**„Aus der Abwinklung, tief ausatmen, Druck auf das Gelenk,
zurück in die Normalposition!"**

Für das Schultergelenk bedeutet das:
Den Arm etwas nach vorne bringen, um optimalen Druck auf die
Gelenkkapsel zu bringen. Danach mit der einen Hand Druck über die
Schulter Richtung Ellbogen, mit der anderen Hand Druck über das
Ellbogengelenk auf das Schultergelenk ausüben. Den Arm dabei
nach unten führen und ausatmen. Ein paar Mal wiederholen. Seite
wechseln. Bei eingeschränkter Abduktion (seitliches Anheben des
Arms) schrittweise vorgehen und immer unterhalb der Schmerzgrenze bleiben. Ausstreichen. Wichtig: Die Hand des Therapeuten liegt
vor dem Schultergelenk, so dass dieses frei bleibt.
    Zusätzlich kann die Übung auch von vorne erfolgen (Abb. 15.2a,
b). Der Patient winkelt den Arm an, so dass er in seine Handfläche
schaut, ohne seinen Kopf zu drehen. Das Schulter- wie auch das Ellbogengelenk stehen im 90°-Winkel. Beim Ausatmen wird der Druck auf

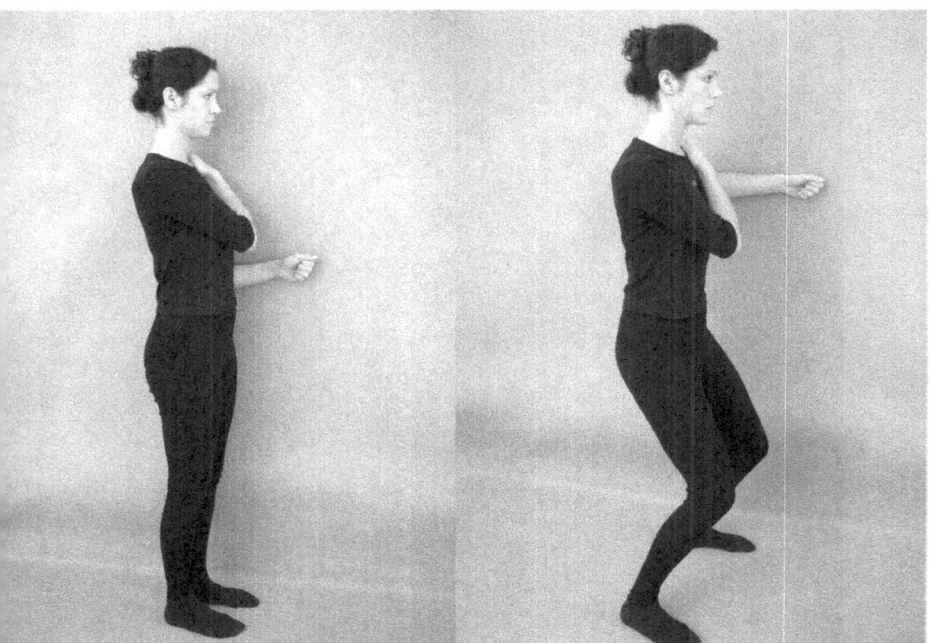

Abb. 15.3 a) Anfangsstellung   (Abb. 15.3 b) Mittlere Stellung; Endstellung
wie Anfangsstellung

das Schulterblatt und unterhalb des Ellbogens ausgeübt und dabei der Arm nach unten gezogen.

Eigenübung

Seitlich mit angewinkeltem Arm (90°) an die Wand stellen, mit der freien Hand Druck auf die Schulter nach unten ausüben und diesen die gesamte Übung über beibehalten. Einen Schritt zur Seite gehen, wobei der Unterarm an der Wand verbleibt. Nun unter dem Druck des Körpergewichtes gegen die Wand in die Knie gehen und wieder aufrichten, d.h. zurück in die Ausgangsstellung. Ein paar Mal wiederholen, und dann das andere Schultergelenk behandeln.

Klassisch nach Dorn:

Mit vor dem Körper angewinkeltem Arm (90° – Unterarm nach oben und Handfläche nach innen) gerade, mit angespannter Muskulatur hinsetzen. Mit der anderen Hand wird gegen das Ellbogengelenk in Richtung Körper gedrückt. Dabei den Arm nach unten bringen. Ausatmen. Um den Gegendruck etwas zu verstärken, kann man sich mit dem Rücken an einer Wand oder Stuhllehne stabilisieren.

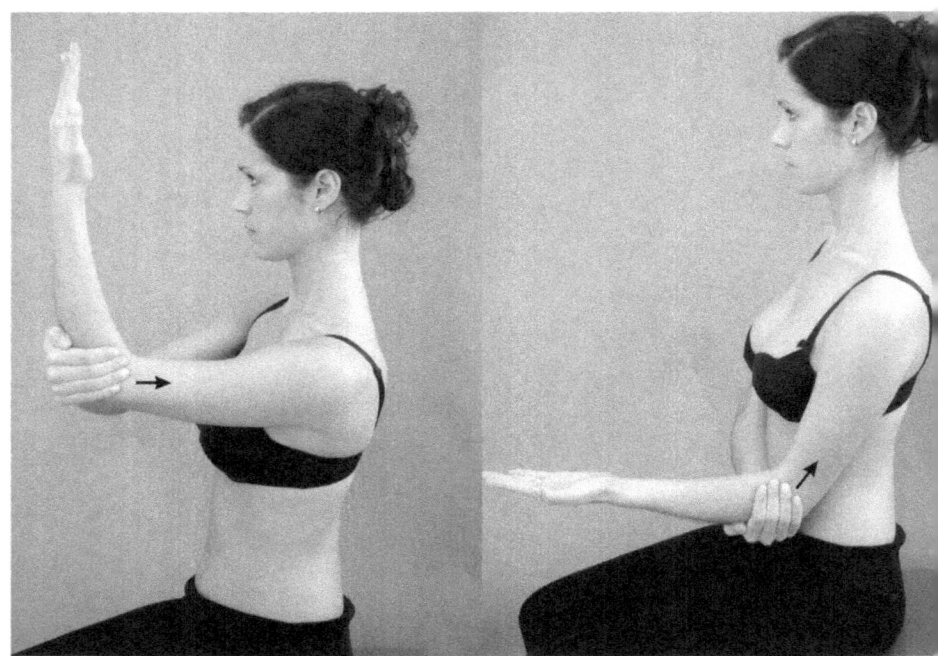

(Abb. 15.4 a) Anfangsstellung   *(Abb. 15.4 b) Endstellung*

Wie bereits beim Kniegelenk (s. Kapitel 3) erwähnt, können auch an diesem Gelenk Schmerzen durch muskuläre Fehlbelastungen und Fascienverklebungen entstehen. Schmerzhafte Ausstrahlungen in den Arm können die Folge sein, besonders wenn er herabhängt. Auch wenn eine oder beide Schulterseiten nach vorne stehen, was bei einem verkürzten Brustmuskel meistens der Fall ist (s. Kapitel 22), findet eine Überbelastung auf den Bereich des Trapezmuskels statt und dadurch eine starke Überspannung auf den Arm-Nerven-Plexus (Nervengeflecht). Ausstrahlungen vom Arm seitlich bis in den Kopf- und Halsbereich sind die Folge. Durch die Korrektur nach Dorn werden diese schmerzhaften Ausstrahlungen oftmals mit ein bis zwei Behandlungen behoben.

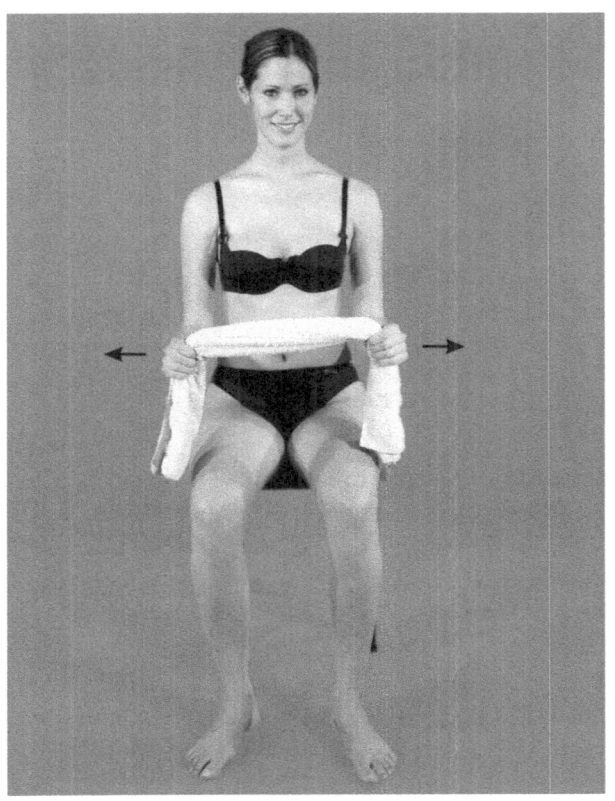

(Abb. 15.5)

Kräftigungsübung für die Schultergelenke:
Man sitzt mit geradem Oberkörper auf einem Stuhl. Ein leichtes Doppelkinn ausführen, um ein Überstrecken der Halswirbelsäule nach hinten zu vermeiden. Die Füße stehen hüftbreit auseinander. Die Ellenbogen sind angewinkelt. Die Hände ziehen nun unter gleichmäßigem Druck an einem schmal in der Länge gefaltetem Handtuch nach außen. Während man normal weiteratmet, wird diese Spannung ca. 10 bis 15 Sekunden gehalten. Die Übung 2-3-mal wiederholen. Hier wird die äußere Schultermuskulatur gekräftigt.

Diese Übung bitte erst nach dem Richten der Schultergelenke durchführen, um weitere Fehlbelastungen auf die Gelenkkapsel zu vermeiden. Die Handgelenke stehen während der gesamten Übung in einer Linie mit den Unterarmen.

16. Ellbogen (Articulatio cubiti)

Anatomie

Das Ellbogengelenk besteht aus drei Einzelgelenken. Das Humeroulnargelenk zwischen Oberarmknochen und Elle ist zuständig für die Beugung (Flexion) und Streckung (Extension). Das Humeroradialgelenk zwischen Oberarm und Speiche sowie das proximale Radioulnargelenk zwischen Elle und Speiche steuern den gelenkigen Kontakt.

Ursachen – Zusammenhänge

Der Ellbogen macht meistens dann Probleme, wenn er überlastet wird. Wer kennt nicht den lästigen Tennisarm, der seit dem Siegeszug der Computermaus auch immer mehr Menschen am Schreibtisch befällt? Die Muskeln reagieren auf Druck und Zug durch statische Überlastung, was häufig an der Vorderseite des Ellbogens zu einer Überlastung und gleichzeitig an der Innenseite zu einer Verkürzung führt. Das Richten des Ellbogengelenks entlastet dieses unausgeglichene Druck-Zug-Verhältnis. Der Energiefluss wird freier und die Muskeln werden gelockert. Wie bereits angeführt, besteht oft eine Verbindung zwischen Schulter-, Ellbogen-, Handgelenk- und Fingergelenkbeschwerden. Bei Ellbogenproblemen lohnt ein Blick auf den 1. Brustwirbel. C6 und C7 sind häufig mit verschoben und können so über muskuläre Verkettungen Schmerzen über den Oberarmbereich zum Ellbogen weiterleiten. Um hier ständig auftretende Verschiebungen zu vermeiden, sei Menschen, die viel am PC arbeiten, empfohlen, den Bildschirm gerade statt seitlich, also vor das Gesichtsfeld zu stellen. Dadurch werden statisch bedingte Fehlhaltungen und Kompressionen der Nervenverästelungen von C6, C7 und TH1 vermieden. Menschen mit Ellbogenschmerzen schränken sich selbst in der Freiheit ein (Ellbogenfreiheit!) – man hat Angst, sich zu viel Spielraum zu gönnen.

Behandlung

Der Therapeut stellt sich seitlich hinter den sitzenden Patienten neben den zu behandelnden Arm. Der Patient hebt den Arm im 90°-Winkel sowohl am Ellbogen- als auch am Schultergelenk an. Die eine

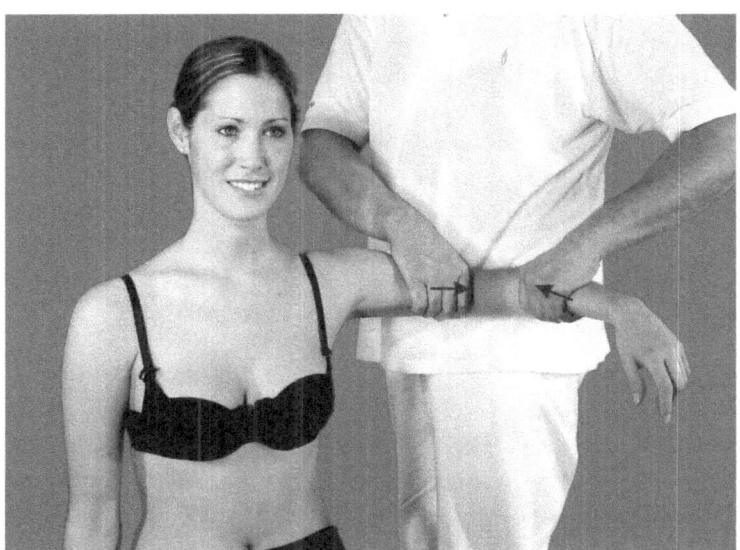

(Abb. 16.1 a) Ausgangstellung

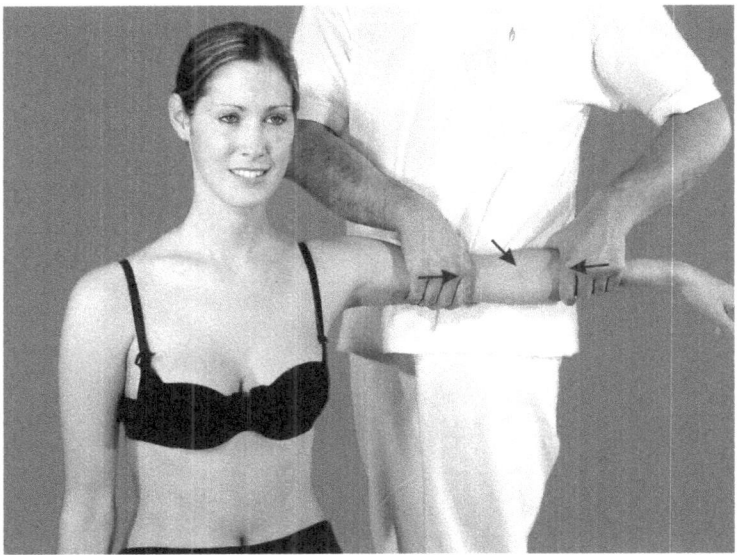

(Abb. 16.1 b) Endstellung

Hand des Therapeuten umfasst den Oberarm kurz oberhalb, die andere Hand den Unterarm kurz unterhalb des Ellbogengelenks. Nun übt der Therapeut von beiden Seiten Druck auf den Ellbogen aus

und „überstreckt" den Arm unter Gegendruck. Dabei ausatmen
(REGEL). Ein paar Mal wiederholen. Dann den Arm wechseln und
ausstreichen.

Der Therapeut kann sich die Arbeit etwas erleichtern, indem er
den Oberarm des Patienten mit seiner Hüfte stabilisiert und jedes
Mal, wenn das Gelenk durchgestreckt wird, mit der Bewegung mit-
geht. Hier gilt, wie auch bei den Kniegelenken, dass das Gelenk gegen
eine tatsächliche Überstreckung oder ein „Durchschlackern" durch
optimalen Gegendruck geschützt ist.

Eigenübung
Einen Oberarm kurz oberhalb des Ellbogengelenks gegen eine
möglichst mit einem Kissen gepolsterte Tischkante oder eine Behandlungsliege drücken. Den Arm dabei anwinkeln. Nun die Hände mit
den Handflächen ineinander legen. Unter Druck des Oberarms gegen
die Kante mit der anderen Hand den Unterarm in Richtung Boden
drücken. Dabei ausatmen. Ein paar Mal wiederholen. Den Arm wechseln. Eventuell im Sitzen das zu behandelnde Ellbogengelenk gegen
die Oberschenkelinnenseite pressen und die Übung ausführen.

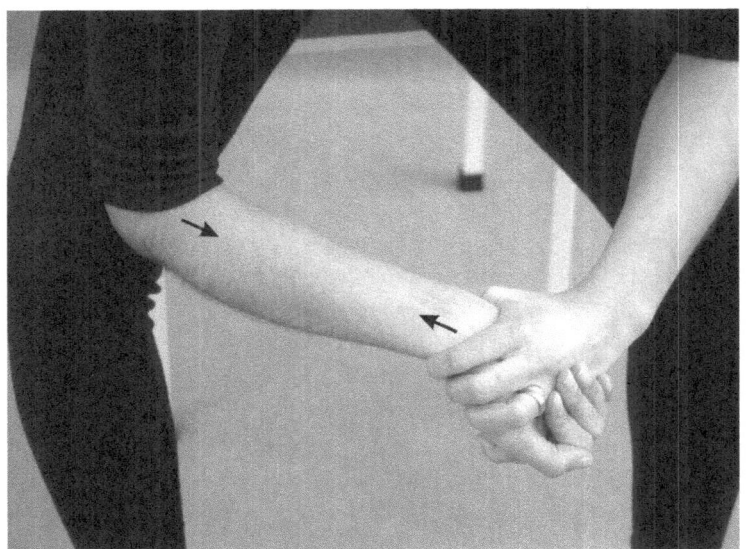

(Abb. 16.2 a) Anfangsstellung

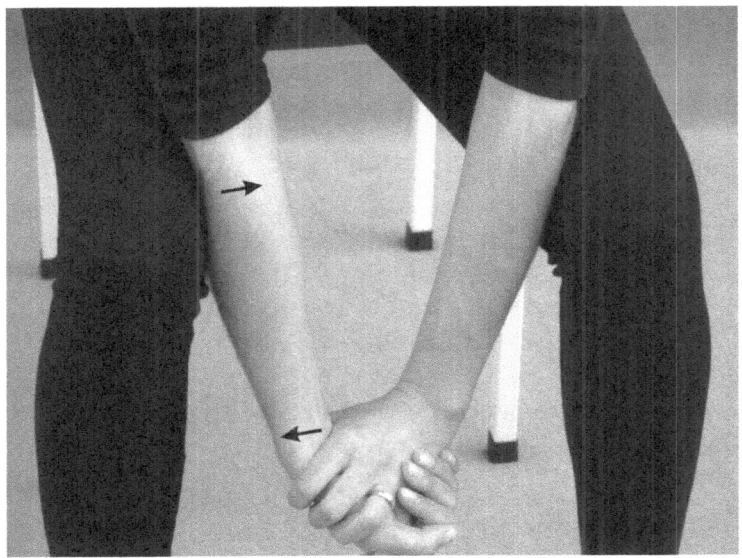

(Abb. 16.2 b) Endstellung

17. Handgelenk

Anatomie

Die Hand besteht aus sehr vielen Teilen. Das mit der Dorn-Methode zu behandelnde Handgelenk besteht aus zwei Gelenken, dem oberen (proximalen) Handgelenk (Articulatio radiocarpea), also dem Teil, der die Unterarmknochen mit der Hand verbindet, und dem unteren (distalen) Handgelenk (Articulatio mediocarpea), das an die Mittelhandknochen anschließt.

Ursachen – Zusammenhänge

Das Handgelenk ist ein sehr kompliziertes Gebilde. Durch den ständigen Gebrauch kann es sehr leicht zu Überlastungen kommen. Auch an dieser Stelle sei der Hinweis auf den möglichen Zusammenhang aller Gelenke des Arms erlaubt. Ebenfalls lohnt es sich, wie auch bei Problemen des Ellbogens, den 1. Brustwirbel auf Verschiebungen hin zu untersuchen und gegebenenfalls zu behandeln.

Handgelenksprobleme deuten darauf hin, dass der Mensch in seiner „Hand"-lung eingeschränkt ist, zumeist aus der Furcht heraus, etwas falsch zu machen. Anderseits fällt ihm das „Handeln" auch deshalb schwer, weil er sich auf alte Strukturen versteift.

Behandlung

Der Therapeut stellt oder setzt sich neben den Patienten. Eine Hand umfasst den Unterarm kurz oberhalb des Gelenks, die andere den Handrücken. Spätestens hier weiß der aufmerksame Leser und die aufmerksame Leserin, wie die Behandlung vonstatten geht: Gelenk maximal abwinkeln, ausrichten, dann unter Druck zurückbiegen, dabei ausatmen. Ein paar Mal wiederholen. Hand wechseln. Beim Überstrecken des Handgelenks kann hier über die Null-Grad-Position hinausgegangen werden. Ausstreichen.

Eigenübung

Den Arm auf einem Tisch, am Oberschenkel oder auch an einer Wand abstützen, das dazugehörige Handgelenk abwinkeln und mit der freien Hand dessen Handrücken umfassen. Jetzt Druck in Richtung Gelenk ausüben und dabei die Hand leicht über die gerade Position hinaus strecken. Ein paar Mal wiederholen. Hand wechseln.

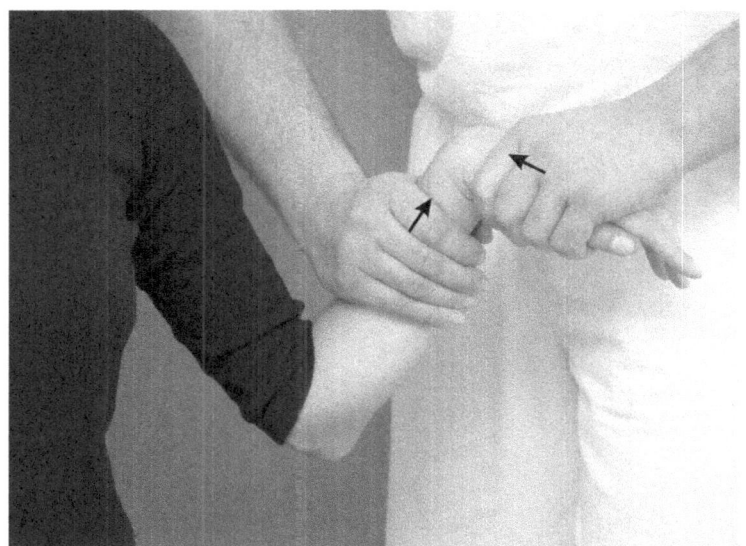

(Abb. 17.1 a) Anfangsstellung

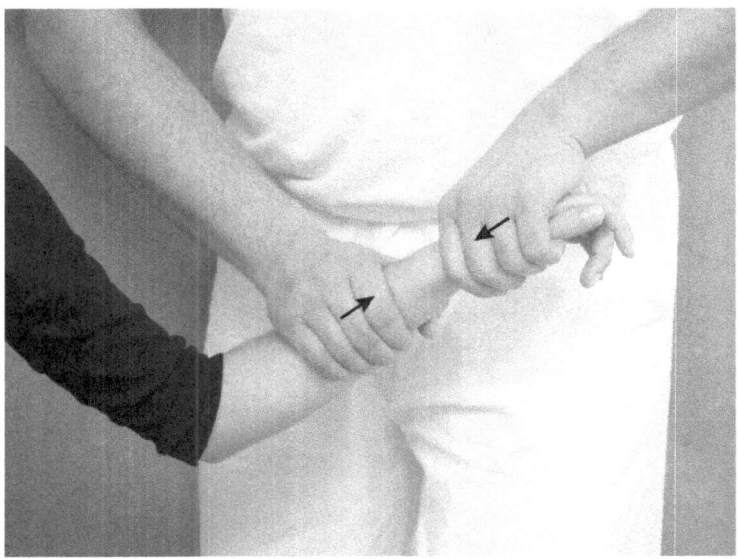

(Abb. 17.1 b) Endstellung

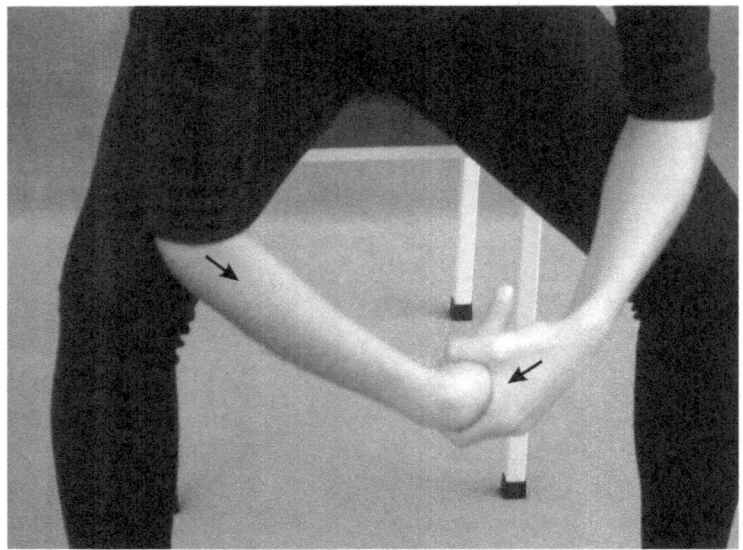

(Abb. 17.2 a) Anfangsstellung Eigenübung

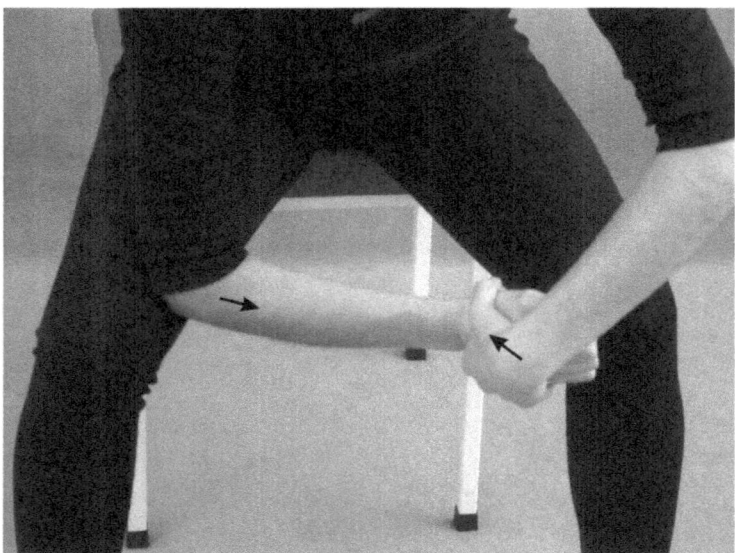

(Abb. 17.2 b) Endstellung Eigenübung

18. Finger- / Zehengelenke

Anatomie

Unsere Hände, jene faszinierenden Werkzeuge, benötigen eine Vielzahl von Knochen und Gelenken. Jeder Finger, mit Ausnahme des Daumens, besitzt drei Gelenke: das Grund-, das Mittel- und das Endgelenk (der Daumen nur ein End- und ein Grundglied). Was die Zehengelenke betrifft, so sind sie analog den Fingergelenken zu sehen und werden wie diese behandelt.

Behandlung

Der Therapeut nimmt das Gelenk zwischen seine Finger und winkelt es im 90°-Winkel an. Dann übt er von beiden Seiten Druck darauf aus und öffnet es so weit wie möglich. Dabei ausatmen. Ein paar Mal pro Gelenk wiederholen. Ausstreichen.

Bei den Fingergelenken die Behandlung am besten im Sitzen, bei den Zehengelenken am besten am liegenden Patienten durchführen.

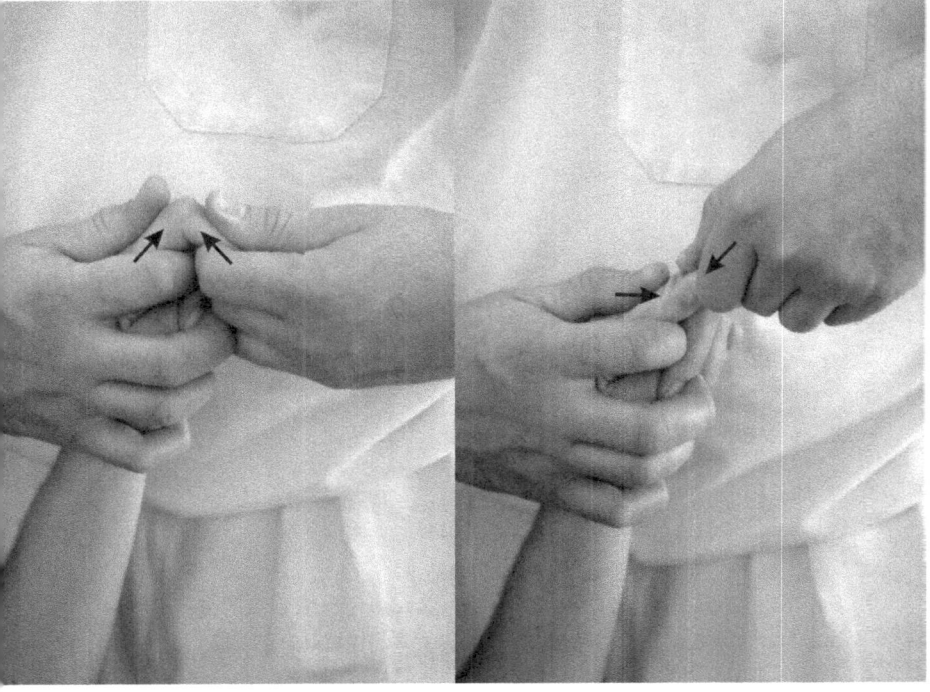

Abb. 18.1 a) Anfangsstellung   (Abb. 18.1 b) Endstellung

Eigenübung

Hier kann man versuchen, den Gegendruck über einen Oberschenkel oder eine Wand aufzubauen.

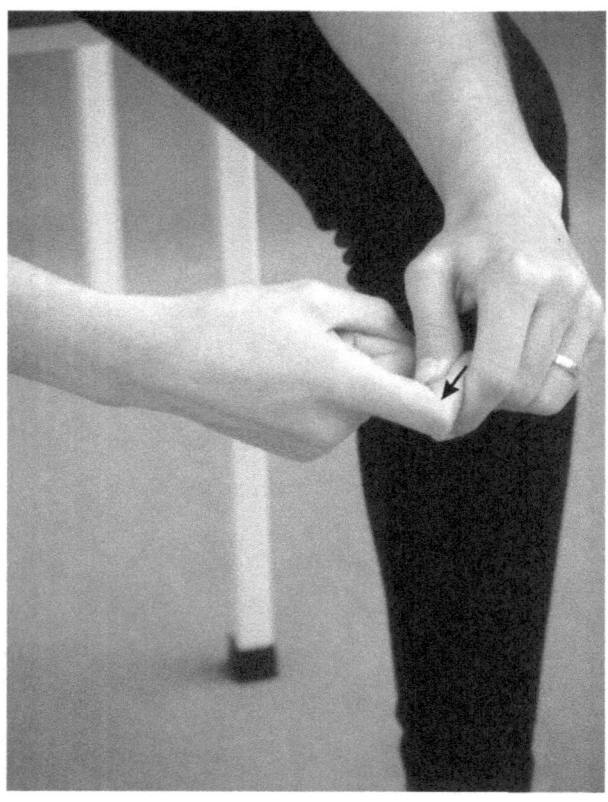

(Abb. 18.2)

Anmerkung:

Zusätzlich ist zum Richten der Zehengelenke ein Deblockieren des Vorfußes bei Menschen, die viel laufen und diesen Teil des Fußes überbelasten, anzuraten. Die dadurch verursachten Schmerzen können so behoben werden. Dazu nimmt der Therapeut den vorderen Fußteil in die Hand, drückt mit dem Daumen von unten auf die Mittelfußknochen und biegt ihn leicht nach oben durch.

19. Kiefergelenk (Articulatio temporomandibularis)

Anatomie

Die Kiefergelenke verbinden den Unterkiefer (Mandibula) mit dem Schläfenbein (Os temporale). Um seine Aufgaben wie Nahrungsaufnahme und Artikulation bzw. Mimik optimal erledigen zu können, ist es notwendig, den Kiefer zu heben (Adduktion) und zu senken (Abduktion) sowie Mahlbewegungen ausführen zu können. All das leistet dieses Gelenk.

Ursachen – Zusammenhänge

Das Kiefergelenk steht häufig im Zusammenhang mit Problemen am Atlas, aber auch mit einem Beckenschiefstand. Das Erste kommt durch die anatomische Nähe von Atlas und Kiefergelenk, das andere ist im ersten Moment weniger augenfällig. Wenn man jedoch nochmals den Aufbau des Skeletts betrachtet, wird es klarer. Beim Beckenschiefstand ist die Statik und dadurch die Verteilung des Körpergewichts ungleich, was zu Verschiebungen in der Wirbelsäule bis zum Atlas führt und sich so auf den Kiefer überträgt. Wer ein verschobenes Kiefergelenk richtet und einen Beckenschiefstand unberücksichtigt lässt, führt nur die halbe Arbeit und diese umsonst aus. Das Kiefergelenk wird sich wieder verschieben. Übrigens kann sich ohne ein urprüngliches Trauma das Kiefergelenk nur verschieben, nicht ausrenken.

Viele Patienten bekommen von ihrem Zahnarzt eine so genannte Aufbissschiene verschrieben, die das nächtliche Zähneknirschen, welches letztendlich auch zu Kieferverschiebungen führt, verhindern soll. Doch hier wird eigentlich nur das Symptom bekämpft, was vorübergehend sicherlich eine sinnvolle Unterstützung darstellt. Wenn man jedoch an die Ursachen kommen möchte, kann man seinen Patienten nur empfehlen, vor dem Einschlafen emotional alles zu klären, sich mit Entspannungsübungen auf den Schlaf einzustellen und eine Beinlängenkorrektur durchführen zu lassen. Es hilft auch, alles weniger „verbissen" zu sehen. Kieferprobleme stehen für Zorn, den man meist nicht äußern kann.

Vorsicht bei sehr weit fortgeschrittener Arthrose! Die Disci, also die Scheibenstrukturen zwischen den Kiefergelenken, können schon sehr abgenutzt sein, was sich beim Öffnen und Schließen des Kiefers in Reibungsgeräuschen vernehm- und fühlbar macht. Solche Patienten bitte in fachärztliche Hände oder an Physiotherapeuten, die sich auf den Kieferbereich spezialisiert haben, überweisen.

Am effektivsten ist diese Übung bei akuten Kieferverschiebungen. Bei chronischem Verlauf dient sie als Unterstützung für spezielle Muskeltechniken, die von Therapeuten im Mundinnenraum und an der Kaumuskulatur durchgeführt werden.

Untersuchung

Der Patient sitzt am besten gerade auf einem Hocker und wird gebeten, seinen Mund ganz zu öffnen und wieder zu schließen. Eine Kieferverschiebung ist daran zu erkennen, dass dieses Öffnen und Schließen nicht fließend funktioniert. Man gewinnt den Eindruck, dass sich etwas verhakt hat, und es sind deutliche Abweichungen der Kiefergelenksführung zu beobachten.

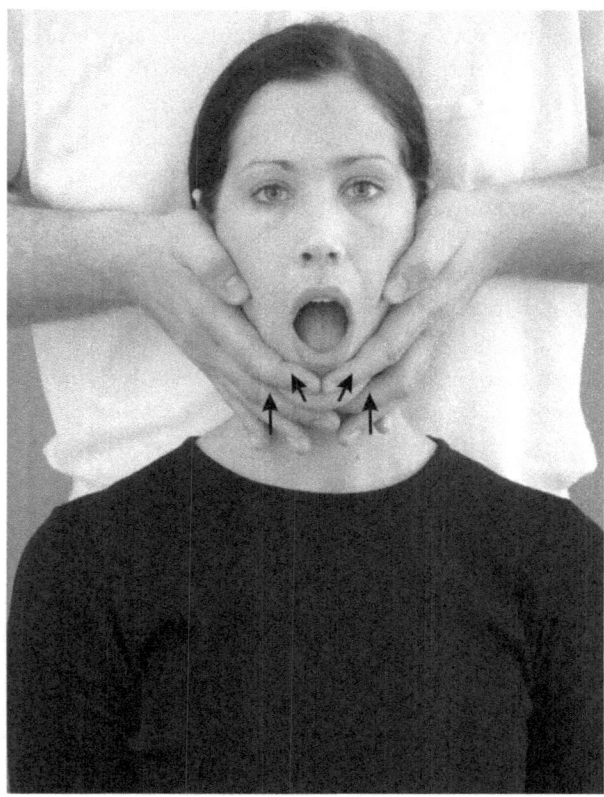

(Abb. 19.1)
Behandlung

Behandlung

Für die Behandlung des unteren Kiefergelenks stehen zwei Techniken zur Verfügung. Will man beide Seiten gleichzeitig richten, so stellt sich der Therapeut hinter den Patienten und legt seine Zeigefinger oberhalb und seine Mittelfinger unterhalb des Kinns an. Der Hinterkopf wird mit dem Bauch des Therapeuten stabilisiert. Nun bittet man den Patienten, seinen Mund zu öffnen. Der Therapeut schließt dann den Mund des Patienten, indem er mit den Mittelfingern Druck von unten und mit den Zeigefingern einen stabilisierenden Druck von vorne nach hinten ausübt. Dabei den Kopf leicht anheben. Ein paar Mal wiederholen. Den Kiefer dabei nicht zu weit öffnen, also nur zu einem Drittel bis maximal zur Hälfte.

ALTERNATIV gibt es einen Spezialgriff, der auf der Seite des Kiefergelenks angewendet wird, dessen knöcherne Verbindung zum Oberkiefer beim Öffnen des Mundes weiter nach außen steht. Der Therapeut stellt sich wieder hinter den Patienten und stabilisiert von hinten dessen Hinterkopf mit seinem Körper. Der Daumen oder der Handballen der Hand, der das weiter seitlich herausstehende Gelenk wieder in die richtige Stellung bringt, liegt auf der verschobenen Seite des Kiefergelenks. Mit der anderen umschließt der Therapeut wieder das Kinn (Mittelfinger unter, Zeigefinger über das Kinn). Dann öffnet der Patient seinen Mund und der Therapeut schließt diesen wieder, indem er wie oben beschrieben mit dem Mittelfinger von unten nach oben und mit dem Zeigefinger von vorne nach hinten zieht und gleichzeitig mit der anderen Hand auf das Gelenk Druck ausübt. Ein paar Mal wiederholen. Der Vorgang kann etwas unangenehm sein, also umso mehr auf die Befindlichkeit des Patienten achten!

Alternativ kann diese Übung auch im Liegen durchgeführt werden. Um vor der Behandlung den Kiefer etwas zu lockern, gibt es eine Technik aus einer ganz anderen Richtung: aus der Feldenkrais-Methode. Dabei stützt der Patient beide Arme auf einen Tisch und fixiert mit den Fingern seinen Unterkiefer. Dann beugt er seinen Kopf bei gleichbleibender Position des Kiefers nach hinten. Der Kiefer öffnet sich dabei, der Kopf kommt wieder in die Ausgangsposition zurück, und der Kiefer schließt sich. Das ein paar Mal wiederholen lassen.

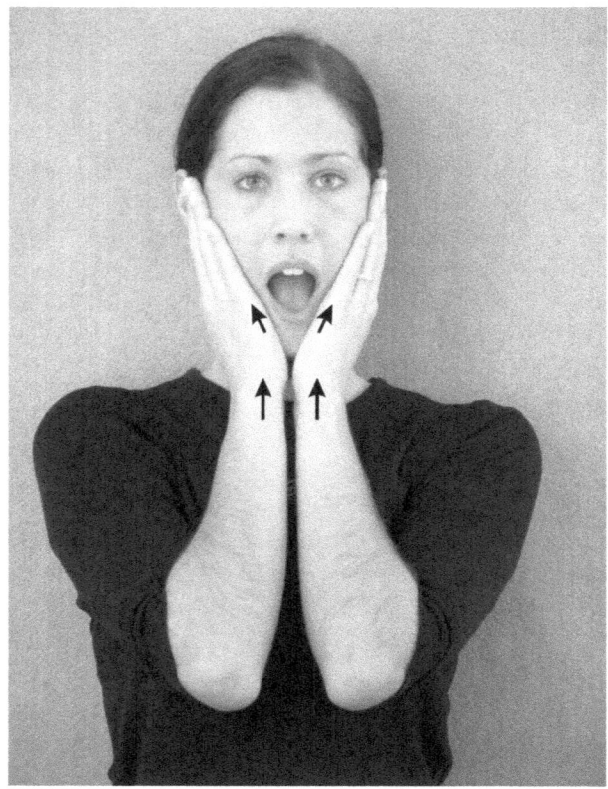

(Abb. 19.2)

Eigenübung

Man setzt sich gerade auf einen Hocker, den man am besten an eine Wand stellt. So kann man seinen eigenen Hinterkopf stabilisieren. Den Kopf in die Hand nehmen, so dass die Innenflächen der Handgelenke sich unterm Kinn treffen und die Handflächen die Wangen fest berühren. Den Mund öffnen, ihn mit den Händen schließen und dabei nach hinten und oben drücken.

Gedankliche Entspannungstechnik
für das Kiefergelenk

Diese Technik hilft, Probleme zu klären, die sonst im Schlaf verarbeitet werden und zu nächtlichem Zähneknirschen führen können. Wenn Sie abends im Bett liegen, lassen Sie vor Ihrem geistigen Auge als neutraler Beobachter den gesamten Tag Revue passieren, und zwar angefangen vom aktuellen Zeitpunkt *rückwärts* bis zum morgendlichen Aufstehen. Viele scheinbar schwierige Situationen, die man sonst zu „verbissen" sieht, lassen sich so aufarbeiten und klären. Aus dieser gewonnenen Neutralität kann man Probleme, die einen selbst betreffen, leichter betrachten. Die Neutralität hilft, eine Lösung zu finden und dann loszulassen.

20. Schlüsselbein-Brustbein-Gelenk (Articulatio Sternoclavicularis)

Schlüsselbeinhoch- bzw. -vorstand

Ursachen – Zusammenhänge
Manchmal passiert es, dass ein gerichteter 6. oder 7. Brustwirbel immer wieder mit all den bereits beschriebenen Auswirkungen in seine Fehlstellung rutscht. Bevor man nun die Flinte ins Korn wirft, sollte man nach einem Vorstehen des Schlüsselbein-Brustbein-Gelenks oder einem Schlüsselbeinhochstand Ausschau halten. Es ist möglich, dass über einen Schlüsselbeinvorstand ein gestörtes Druck-Zug-Verhältnis über die Muskelketten auf die Wirbelkörper ausgeführt wird und Muskeln in Spannung geraten, die am 6. bzw. 7. Brustwirbel positioniert sind und diese immer wieder herausziehen. In diesem Fall ist das Gelenk und dann der Wirbel wie nachfolgend beschrieben zu richten.

Dazu ein interessanter Fall aus der täglichen Praxis:
Ein Patient, der monatelang chronische Magenschmerzen hatte, bat mich um Rat, da seine Ärzte keine organische Veränderung, sondern lediglich eine leichte Magenschleimhautreizung feststellen konnten. Ich richtete die Beinlängen und den 7. Brustwirbel. Drei Wochen später – nach dreiBehandlungen – waren die Magenschmerzen verschwunden. Wiederum zwei Monate später kam der Patient mit den gleichen Symptomen in die Praxis, und erneut war der 7. Brustwirbel die Ursache. Der Brustwirbel hatte also doch nicht gehalten. Nach genauerer Befragung stellte sich heraus, dass der Patient ein halbes Jahr vor Auftreten der Magenschmerzen beim Rollerskaten auf die rechte Schulter gefallen war. Diesmal richtete ich rechts den beim genauen Hinsehen doch recht auffälligen Schlüsselbeinvorstand, dann den 7. Brustwirbel, das Schultergelenk sowie die Beinlängen und empfahl dem Patienten einen regelmäßigen Beinlängenausgleich. Seither ist er schmerzfrei.
Ein wichtiger Punkt sei bereits an dieser Stelle hervorgehoben. Im Gegensatz zu den bisher beschriebenen Techniken (Pendeln des

Gegenarms) werden ein Schlüsselbeinvorstand und ein Schlüsselbein-hochstand an der gleichen Seite unter Pendeln bzw. Kreisen des Arms behandelt!

Untersuchung

Die Untersuchung besteht hier in einer Inspektion des Schlüssel-beins. Ein nach vorne verschobenes Gelenk erkennt man an dessen Hervorstehen, einen Hochstand an dem höher liegenden Schlüssel-beinknochen im Seitenvergleich. Verschoben ist das Gelenk wenn es auf Druck von vorne (Schlüsselbeinvorstand) oder auf Druck von oben (Schlüsselbeinhochstand) einseitig empfindlicher ist. Bei Unfäl-len und vor allem bei noch nicht verheilten Brüchen in diesem Bereich ist von einer Behandlung abzusehen. Richten von Brüchen nur von einem Facharzt vornehmen lassen, und dabei bitte röntgeno-logisch abklären lassen, wie weit der Bruch bereits verheilt ist. Norma-lerweise sollte nach ca. 6-8 Wochen mit einem leichten Richten begonnen werden, um eine eventuell vorhandene Fehlstatik und damit einen chronischen Krankheitsverlauf zu vermeiden.

Tipp:

Auch bei Tinnitus (Ohrensausen) ist ein Schlüsselbeinhochstand wegen dem übermäßigen Zug auf die Muskeln der Halswirbelsäule und daraus resultierenden Gefäßeinengungen durch überspannte Muskulatur zu berücksichtigen.

Auch kann sich die 1. Rippe hierdurch verschieben, bzw. kann eine verschobene 1. Rippe einen Schlüsselbeinhochstand verstärken. Auch diese kann man nach dem Prinzip der Dorn-Methode richten. Dazu kommen wir noch nachfolgend.

Behandlung

Schlüsselbeinbrustbeingelenk – Vorstand

Der Patient sitzt aufrecht auf dem Hocker. Der Therapeut steht an der dem zu behandelnden Gelenk entgegengesetzten Seite und umfasst mit einem Arm die zu behandelnde Seite von hinten an der Schulter. Seine andere Hand drückt nun mit dem Daumen oder Handballen auf das vorstehende Gelenk in Richtung Patient. Dieser pendelt mit dem Arm, an dessen Seite das Gelenk gerichtet wird. Immer wenn der Arm des Patienten nach hinten schwingt, wird der Druck verstärkt. Dabei ausatmen. Ein paar Mal wiederholen, noch-

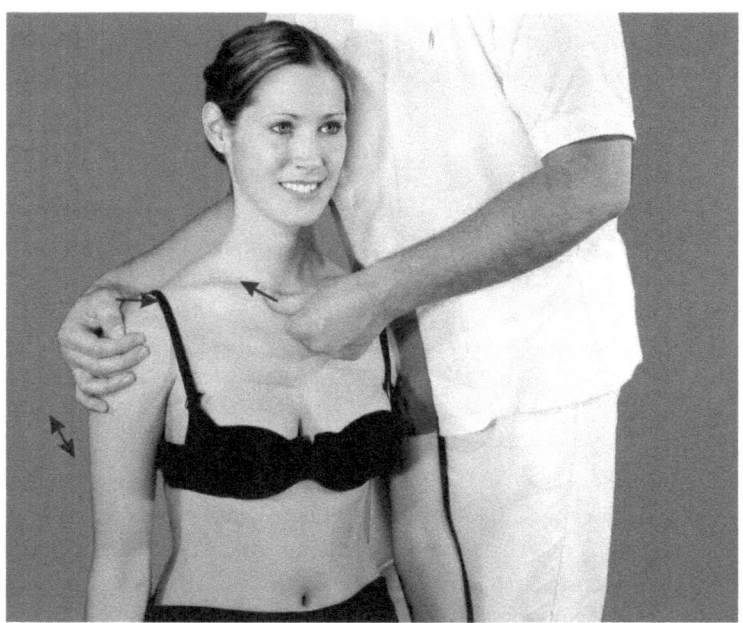

(Abb. 20.1)

mals nach einer Verschiebung sehen und gegebenenfalls wiederholen.
Druckrichtung immer vom Kehlkopf weg, leicht seitlich in Richtung
Schultergelenk.

Schlüsselbeinhochstand

Der Therapeut steht neben dem aufrecht sitzenden Patienten auf
der zu behandelnden Seite. Er drückt nun von oben auf den Schlüssel-
beinknochen, während die andere Hand am Rücken unter Gegendruck den Patienten stabilisiert. Der Patient kreist nun seinen Arm
zuerst ein paar Mal rückwärts, dann ein paar Mal vorwärts. Immer
wenn der Arm nach unten geht, wird der Druck von oben verstärkt.
Dabei ausatmen. Wiederholen. Prüfen, ob sich der Hochstand ausgeglichen hat und gegebenenfalls die Behandlung wiederholen.

Eigenübungen

Diese sind nach der gleichen Technik wie die Behandlung durch
den Therapeuten durchzuführen. Man benutzt hier lediglich die
Gegenhand des zu behandelnden Gelenks, um den Druck auszuüben.

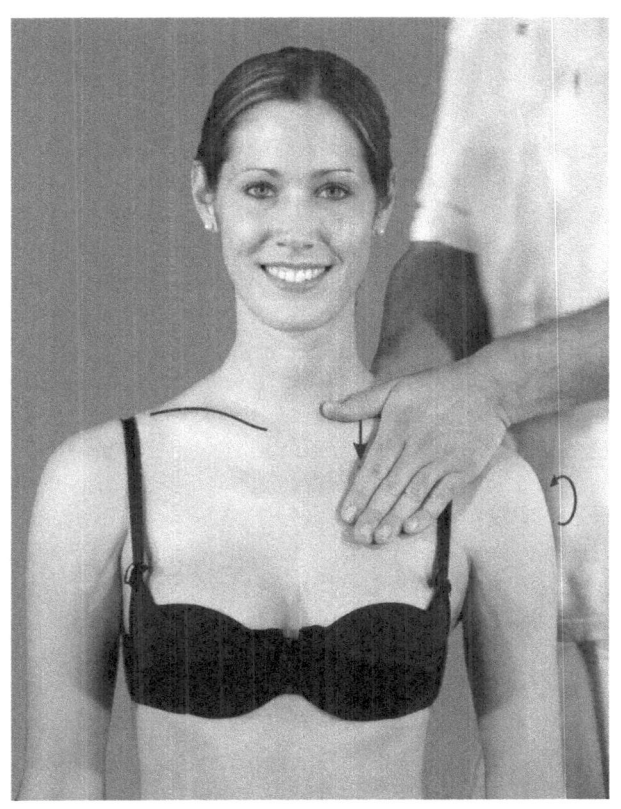

(Abb. 20.2)

21. Geräte zur Dorn-Methode

Die Firma Panek (siehe auch Adressteil) hat mehrere Geräte entwickelt, die im Zusammenhang mit der Dorn-Methode sehr gut angewendet werden können. Für die Wirbelsäule z.B. wird ein bearbeitetes U-förmiges Holzstück im Türrahmen verspannt. Der Patient kann hier nun unter Druck auf die Querfortsätze seiner Wirbelsäule auf- und abgleiten. Dies entspannt die neben den Dornfortsätzen liegende Rückenstreckermuskulatur. Zum Richten der Wirbel, wie unter Kapitel 7, Eigenübungen beschrieben, kann hier angenehmer und gezielter unter dem Druck des Körpers auf die abgerundeten Kanten des Teiles der verschobene Wirbelkörper korrigiert werden.

Ein anderes Gerät, der so genannte „Lauftrainer", ist optimal geeignet für Patienten mit Gehbehinderungen oder solchen, die unsicher auf den Beinen sind. Während des „Laufens" auf dem Lauftrainer werden das Kreuzbein und der untere Wirbelsäulenbereich wie bisher behandelt. Die entspannte Muskulatur erleichtert das Richten.

Zudem können ungleiche Schrittlängen beim Laufen auf dem Gerät erkannt und über das ISG ausgeglichen werden.

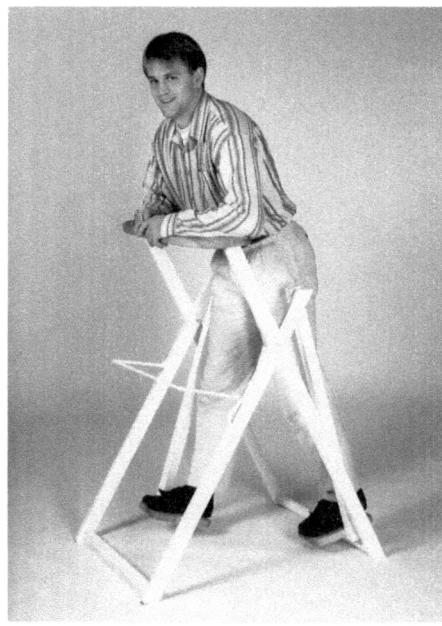

(Abb. 21.1)
Lauftrainer

22. Ergänzende Techniken

Wie bereits zu Beginn ausgeführt, lässt sich die Dorn-Methode gut mit anderen Therapien kombinieren. Deshalb seien hier einige Beispiele genannt, die sich besonders gut mit einer Dorn-Behandlung vertragen und gegebenenfalls mit dieser zusammen eingesetzt werden können.

Schröpfen
bei nach innen verschobenen Wirbeln (ventralisierte Wirbelkörper)

Ursachen – Zusammenhänge
Wirbel können nicht nur seitlich verrutschen, sondern auch nach innen „gleiten" und sich so dreidimensional verschieben. Häufig passiert das nach Traumen wie Autounfall oder Sturz, aber auch durch ruckartigen Druck auf die Wirbelkörper von oben („Einrenken" in Bauchlage). Dies führt nicht nur zu einer energetischen Unterversorgung der inneren Organe, sondern auch zu einem „Schock" auf Rückenmarksebene, welchen der Körper speichert. Als Folge scheint sich der Wirbel über die daraus resultierende punktuelle Überspannung und Kontraktion der Rückenstrecker und tiefen Rückenmuskeln in diesem Bereich, nach innen zu ziehen. Die Nozizeption, also Schmerzleitung, ist unterbrochen, Ausstrahlungen und Schmerzen sind die Folge. Durch das Schröpfen wird die Nozizeption gelöst, die Muskeln entspannt und besser durchblutet, verklebte Fascien und tiefe, verklebte Bandstrukturen gelöst. So kann z.B. ein nach innen gewanderter 3. Brustwirbel über einen längeren Zeitraum hinweg zu Atemproblemen oder gar Asthma führen: Die vom Rückenmark aus zur Lunge führenden Nervenverästelungen erhalten Fehlinformationen, was schließlich zu einer Unterversorgung des Organs führt. Das Rückenmark als Informationsspeicher merkt sich derartige Eingriffe an der Wirbelsäule.

Um zu differenzieren, ob wirklich ein ventralisierter Wirbelkörper vorliegt oder nicht, empfiehlt sich der Druckdifferenzierungstest. Hierzu übt man einen leichten Druck von oben auf den durch Tastbefund nach innen verschobenen Dornfortsatz des Wirbelkörpers aus. Ist dieser empfindlicher als die darüber oder darunter liegenden Wirbel oder schmerzt, so sollte dieser geschröpft werden. Ist dieser

Bereich nicht empfindlich, oder passt nicht ins Beschwerdebild so kann es sich lediglich um eine anatomische Besonderheit, wie einen zu kurzen Dornfortsatz handeln. Dieser muss natürlich nicht geschröpft werden. Es passiert aber auch nichts, sollte dieser versehentlich geschröpft werden. Ein durch das Ödem scheinbar zu weit herausgezogener Wirbel, wird in die normale Position wieder korrigiert werden, denn **der Körper ist ein selbstregulierendes Wesen, welches nur auf die richtigen Impulse wartet.**

Sind mehrere Wirbel der Lendenwirbelsäule nach innen gerutscht, so spricht man von einem Hohlkreuz. Diese ventralisierten Wirbelkörper begünstigen also diese Fehlhaltung. Um solch ein Hohlkreuz dauerhaft auszugleichen, sollte auf jeden Fall neben dem Wirbelsäulenschröpfen auch die Bauchmuskulatur gekräftigt werden (siehe hierzu Kapitel 12, Rundrücken) um einen muskulären Halt zu gewährleisten. Natürlich muss auch verkürzte Muskulatur, hier vornehmlich der Hüftbeuger (M. Iliopsoas), gedehnt werden.

Nach innen verschobene Wirbel deuten oft auf einen Rückzug des Patienten in den zu dem Wirbel gehörenden psychischen bzw. emotionalen Bereich – siehe hierzu die Beschreibungen bei den einzelnen Wirbeln.

Bei Gelenkproblemen empfiehlt es sich immer, bei Bedarf den dazugehörigen Wirbel mit der Dorn-Methode und/oder Schröpfen zu behandeln. Beispielsweise kann bei Schmerzen im Kniegelenk ein seitlich oder nach innen verschobener 3. Lendenwirbel Mitursache sein. Wenn beide Extremitäten betroffen sind, ist dafür meistens ein nach innen verschobener Wirbelkörper verantwortlich, der auch noch zusätzlich seitlich verschoben sein kann. In einem solchen Fall treten die Schmerzen auf einer Seite verstärkt auf. Nach innen verschobene Wirbel deuten oft auf einen langwierigen oder chronischen Verlauf hin. Häufig ist es so, dass, obwohl emotionale Blockaden schon lange gelöst sind, diese noch im physischen Körper weiter wirken und ihn schwächen. Hier reichen im Allgemeinen 2-4 Behandlungen aus.

Anmerkung:

Es gibt für das Zurückholen der nach innen verschobenen Wirbel auch eine „reine" Dorn-Methode. Jedoch hat sich herausgestellt, dass das Schröpfen eine effizientere Behandlung darstellt, weshalb wir auch nur darauf eingehen.

Wir sprechen hier auch nur von nach innen verschobenen Wirbeln und nicht reinen „Gleitwirbeln", welche im Verhältnis zu den

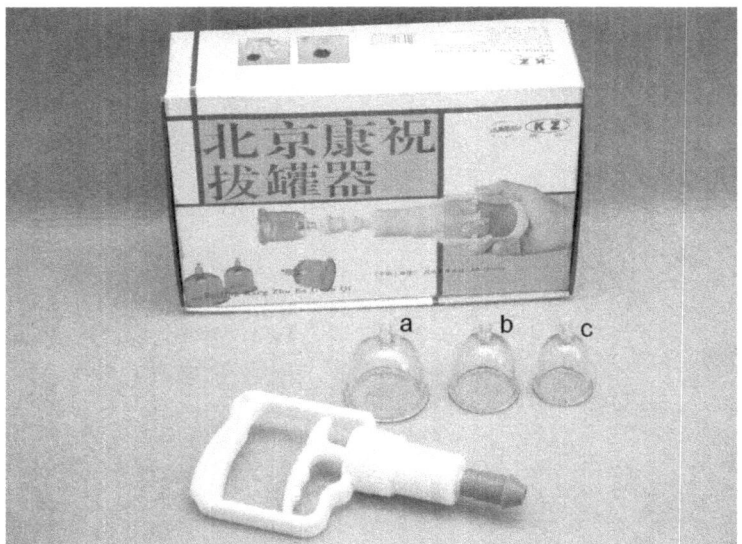

(Abb. 22.1) Dieses Schröpf-Set besteht aus einer Vakuumpumpe und
mehreren Gläsern mit verschiedenen Glasgrößen.

a: Glas für Lendenwirbelsäule
b: Glas für Brustwirbelsäule
c: Glas für Halswirbelsäule

ventralisierten Wirbeln, die wir behandeln, eher selten vorkommen,
und die bei jungen Menschen so gut wie gar nicht anzutreffen sind.
Bei Gleitwirbeln kommt es oft zu Einbrüchen an den so genannten
„Facettengelenken". Der Wirbel kann sich deshalb nicht mehr in seiner ursprünglichen Position halten.

Behandlung

Der Patient legt sich mit dem Bauch auf die Behandlungsliege. Bei
verspannter Rückenstreckermuskulatur vorab die Schütteltechnik
nach Prof. Lewit (S. 155) durchführen, um ein seitliches Verschieben
der Gläser zu vermeiden. Das Schröpfglas – unbedingt manuell – auf
den oder die nach innen verschobenen Wirbel aufsetzen, einen Unterdruck erzeugen, indem man 1-3-mal pumpt, und dann ca. 6 bis maximal 12 Minuten je nach Stadium wirken lassen. Der Wirbel folgt der
Sogwirkung des Zuges. Diese Sogwirkung sollte unbedingt gleichmäßig geschehen, also mit gleich bleibendem Unterdruck, da sonst
erneut falsche Signale an das Rückenmark gesendet werden. Deshalb
keine elektrischen Schröpfgeräte an der Wirbelsäule verwenden. Die

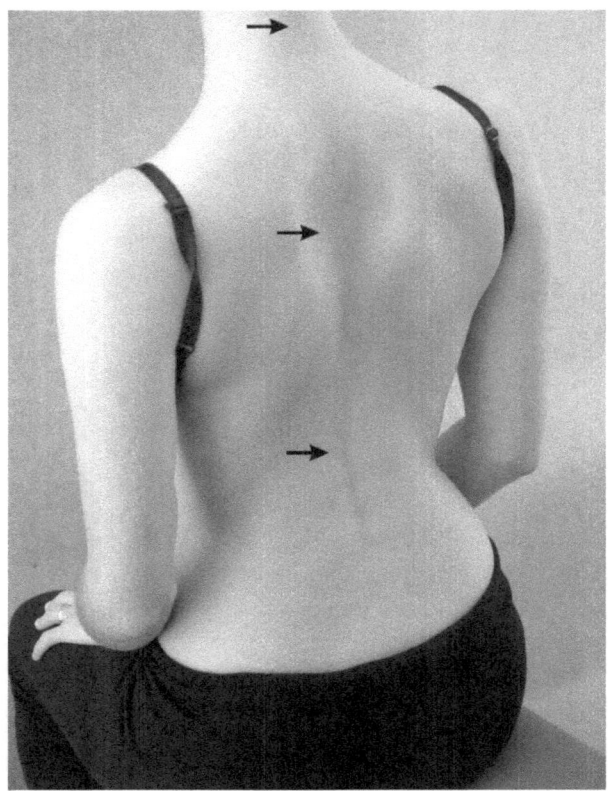

(Abb. 22.2)
Die Pfeile zeigen
auf nach innen
verschobene
Wirbel.

Folge davon wäre, dass der Wirbel wieder nach innen rutscht. Auch sollte nicht „heiß" geschröpft werden, da sich dabei der Sog nicht so einfach regulieren ließe (ein geeignetes Schröpfgerät zeigt Abb. 22.1). Als akutes Stadium nehmen wir einen Zeitraum von einem bis zehn Tagen, als subakutes 14 Tage bis zwei Monate und als chronisches ab drei Monate an. Im akuten Stadium dauert das Schröpfen ca. 6-8, im subakuten 8-10 und im chronischen 10-12 Minuten. Falls das Glas nach dem Aufsetzen auf den verschobenen Wirbel seitlich verrutscht, kann man versuchen, es etwas auf der anderen Seite anzuheben, so dass sich etwas mehr Haut der Gegenseite in das Glas einzieht und das Glas wieder in die Mitte rutscht. Das nach dem Schröpfen entstandene Ödem, das sich später oft zu einem blauen Fleck entwickelt, übt zusätzlich eine zentralisierte Sogwirkung auf den Wirbel aus. Wenn der Wirbel wieder draußen ist, nachsehen, ob er auch gerade steht und gegebenenfalls wie oben beschrieben vorsichtig richten. Also bei nach innen verschobenen Wirbelkörpern immer erst schröpfen, dann

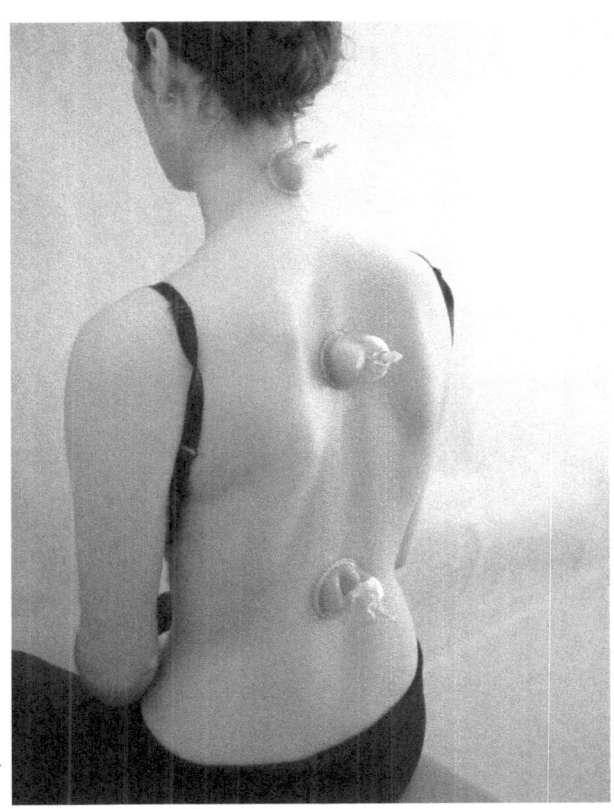

(Abb. 22.3)
Die betroffenen
Wirbel werden ge-
schröpft.

richten. Den Patienten auf eventuelles Lösen emotionaler Blockaden aufmerksam machen, die dazugehörigen Zusammenhänge mit den Wirbelkörpergebieten kurz durchsprechen und abklären. Beim Schröpfen der Nierenwirbel TH 9 und TH 10 und ebenso beim Schröpfen des Blasenwirbels L3 kann beispielsweise unterdrückter Ärger wiedererlebt werden. Das Schröpfen des 5. Brustwirbels, TH 5, kann blockierte Wut und Zorn wieder frei machen. Durch bewusstes Loslassen dieser Blockaden wird ein Reinigungsprozess sowohl auf körperlicher als auch auf seelischer Ebene in Gang gesetzt. Durch den richtigen Energiefluss und die Entlastung des Rückenmarks bleibt zumeist der Wirbel nach 2-4 Behandlungen in der korrekten Position. Die nächsten zwei Tage nicht schwer (mehr als 20% des Körpergewichtes) heben, damit die Zwischenwirbelbänder und die Zwischenwirbelmuskeln (Mm. multifidii) sich der neu koordinierten Wirbelkörperposition anpassen können. Das Ödem hält oft 1-2 Tage, die „blauen Flecken" 7-10 Tage an. Sie werden benötigt, um das Zellgedächtnis

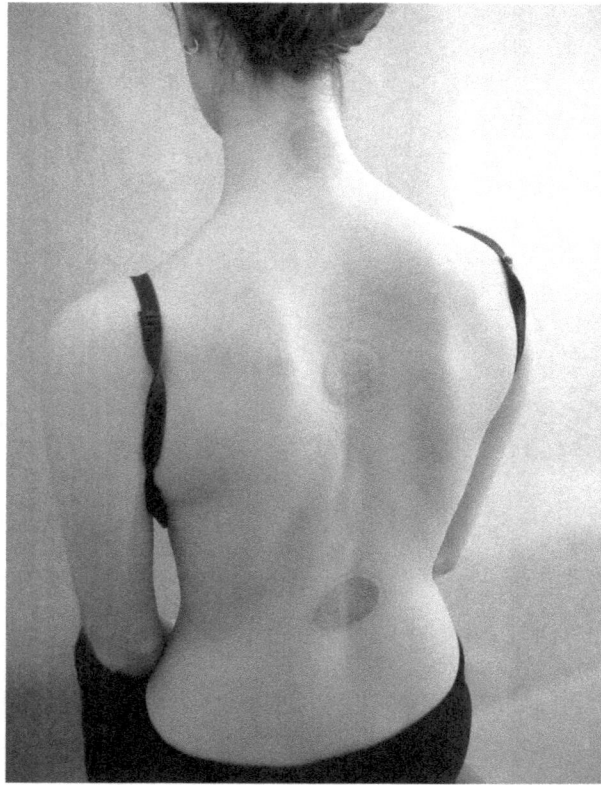

(Abb. 22.4)
Blaue Flecke
nach dem
Schröpfen sind
völlig normal.

zu aktivieren und die Informationen der „Umprogrammierung" für die Zellen zu verstärken.

Geschröpft wird deshalb erst wieder, wenn die „blauen Flecken" nahezu verschwunden sind.

Ergänzende Literatur zum „klassischen" Schröpfen, dem Schröpfen auf der Muskulatur, gibt es im Buchhandel.

Auch nach dem Schröpfen ist es von außerordentlicher Wichtigkeit, viel zu trinken. Am besten sofort nach der Behandlung ein Glas heißes Wasser schluckweise zu sich nehmen, um gelöste Schlacken aus dem Körper zu schwemmen. Zwei Tage lang sollte wie gesagt schweres Heben vermieden und noch mehr darauf geachtet werden, beim Bücken in die Knie zu gehen.

Ein Tipp: Die blauen Flecken mit Bitterstern einreiben, das lässt sie schneller abklingen.

Kontraindikationen:
1. Wirbelkörpertumore
2. Schwangerschaft ab 6. Woche
3. Starke Herzinsuffizienz
4. Lungenemphysem
5. Osteoporose im fortgeschrittenen Stadium

Bei Kindern:
1. Behandlungsdauer maximal acht Minuten
2. Höchstens zweimal anziehen.

Dehnung der Brustmuskulatur bei Rundrücken

Durch die nach vorn gebeugte Haltung verkürzt sich bei einem Rundrücken die Brustmuskulatur. Mit der Dorn-Methode kann man den Patienten aufrichten. Zusätzlich sollten hier jedoch die Muskelzü-

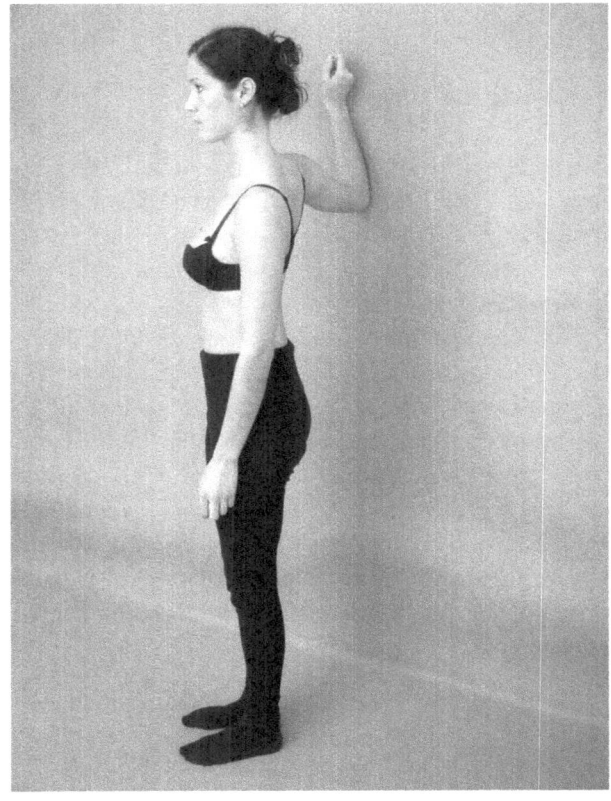

(Abb. 22.5)

ge gedehnt werden. Dies geschieht unter anderem mit der folgenden Übung:

Der Patient stellt sich mit abgewinkeltem Arm und nach oben gerichteter Handfläche im 90°-Winkel an eine Wand oder einen Türstock, wobei die Handkante den Türstock oder die Wand berührt. Nun dreht der Patient seinen gesamten Körper von der Wand weg, und der Arm wird in der abgewinkelten Position gehalten. Den Körper nun so weit drehen, bis ein Spannungsgefühl entsteht. Diese Position ca. 20 Sekunden halten. Wird die Handkante oberhalb der Schulter an den Türstock gelegt, so dehnt dies die untere Brustmuskulatur. Wird die Handkante unterhalb der Schulter an den Türstock gelegt, so wird die obere Brustmuskulatur gedehnt. Wird schließlich die Handkante auf Höhe der Schulter gegen den Türstock gedrückt, so dehnt dies die mittlere Brustmuskulatur.

Nochmals sei erwähnt, den Arm unbedingt abgewinkelt zu lassen, da sonst eine Dehnung auf die Gelenkkapsel der Schulter stattfindet.

Kräftigung der Rückenmuskulatur

Ein Theraband eignet sich für die verschiedensten Übungen. Zu einer Stärkung der Rückenmuskulatur (hier Kräftigung und Aktivierung aller unteren Schulterblattfixatoren) geht man wie folgt vor:

Bei leicht angewinkeltem Knie steht der Fuß auf dem Band. Das andere Bein wird in leichter Schrittstellung nach hinten aufgesetzt. In die andere Hand nimmt man das Theraband, welches ein paar Mal um die Hand gewickelt wird. Das Band befindet sich zwischen Daumen und Zeigefinger. Die Hand bleibt während der gesamten Übung gestreckt und die Finger leicht gespreizt. Das Handgelenk befindet sich in maximaler Supination (Handfläche nach oben zeigend). Der Arm wird leicht abgewinkelt. Nun wird das Band so weit hochgezogen, bis der Oberarm parallel zum Oberkörper steht. Die Schulter wird dabei nicht hochgezogen, und der Armwinkel bleibt die gesamte Übung über unverändert. Das Handgelenk dabei gerade halten und den Kopf so, dass ein leichtes Doppelkinn entsteht. Die Ausatmung erfolgt bei der Anspannung.

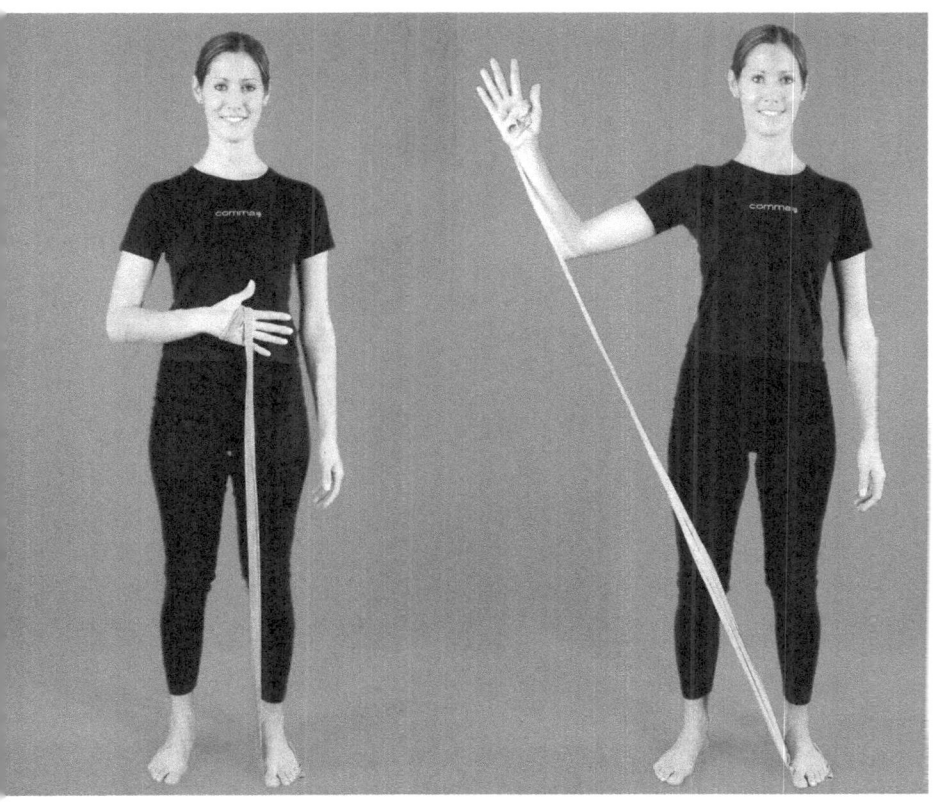

Abb. 22.6 a) Anfangsstellung   (Abb. 22.6 b) Endstellung

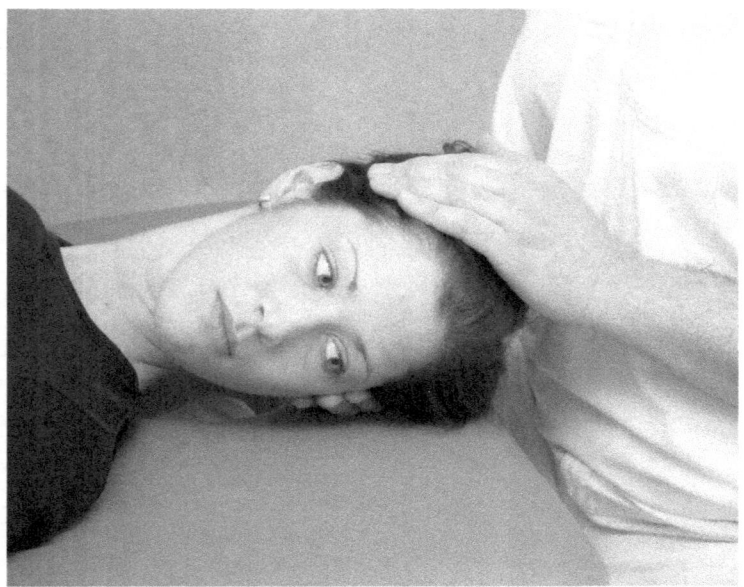

(Abb. 22.7)

Myofasciale Weichteiltechnik und Muskelentspannungstechniken

Ursachen – Zusammenhänge

Die myofasciale Weichteiltechnik ist eine Hautverschiebetechnik an der Oberfläche, die reflektorisch Einfluss auf tiefer liegende Gewebeschichten hat. Sie hilft unter anderem bei Verspannungen im Bereich der Halswirbelsäule und bei Bewegungseinschränkungen der Halswirbelsäulenrotation, wenn keine Wirbelverschiebungen, keine aktivierte Arthrose, keine Muskelentzündungen oder ähnliche Pathomorphologien vorliegen. Sie hat besonderen Einfluss auf das limbische System, also den Bereich des Gehirns, in dem emotionale Reaktionen ausgelöst werden können. Die Technik an der Halswirbelsäule macht sich die Tatsache zunutze, dass der Mensch automatisch seinen Blicken mit dem Kopf folgt. Durch die Nutzung der Blickrichtung in Kombination mit der Schwerkraft sowie der Ein- und Ausatmung kann so auch ein akut steifer Nacken gut behandelt werden, bevor sich eine strukturelle Veränderung am muskuloskelettalen System einstellt (z.B. verschobener Wirbelkörper). Die myofasciale Weichteiltechnik ist deshalb eine ideale Ergänzung zur Dorn-Methode, da hier Probleme im Bereich der Halswirbelsäule beseitigt werden können, die nicht an den Wirbelkörper gebunden sind, und da so dieses Gebiet zusätzlich zur Dorn-Behandlung gelockert wird.

Behandlung

Der Patient liegt mit dem Rücken auf einer Behandlungsliege (einem Tisch), wobei gegebenenfalls eine Knierolle dafür sorgen sollte, dass der Rücken gerade bleibt. Der Therapeut sitzt am Kopfende und legt eine Hand unter den Kopf des Patienten. Nun wird der Patient aufgefordert, seinen Kopf so weit wie möglich ohne Anstrengung zu der Seite, an der die Bewegungseinschränkung besteht, zu drehen. Dann schaut er mit den Augen zur Decke, atmet ein, hält kurz die Luft an, schaut zur Liege und atmet dann aus. Diese Prozedur 3-4-mal wiederholen. Die Halswirbelsäule dreht sich Stück für Stück von alleine in Blickrichtung Liege. Die Hand des Therapeuten verstärkt zu keiner Zeit die Rotationsbewegung der Halswirbelsäule des Patienten. Der Therapeut kann am Ende der Rotation mit sanften Druck die oberflächlichen Hautmuskelschichten entgegen der Verlaufsrichtung des Muskels dehnen, ohne abzugleiten oder den Druck zu verstärken. Dann den Patienten den Kopf unter leichtem Gegendruck der freien Hand des Therapeuten wieder in die gerade Position bringen lassen. Dies dient dazu, einer plötzlichen funktionellen Instabilität vorzubeugen, was sich als Schmerz bemerkbar machen könnte. Wenn der Kopf wieder in der Ausgangsposition ist, drückt der Therapeut mit seiner freien Hand den Kopf in 8-10 kurzen leichten Druckbewegungen in der Längsachse des Rumpfes (kaudal), ohne jedoch die Kopfhaut zu verlassen. Dies dient zur Aktivierung und Stabilisierung der seitlichen Halsmuskulatur.

Selbstbehandlung

Diese Technik kann wie oben beschrieben vom Patienten selbst durchgeführt werden. Die Hand des Therapeuten ist hier nicht unbedingt notwendig. Schmerzhafte Bewegungsunfähigkeit z.B. durch einen Zug kann oftmals sofort gelindert werden.

Schütteltechnik über das Sprunggelenk nach Professor Lewit

Diese Technik nach Professor Lewit dient der Lockerung der gesamten Rückenmuskulatur, besonders der Rückenstrecker, und ist hervorragend geeignet, dort Schmerzpunkte aufzulösen. Durch die

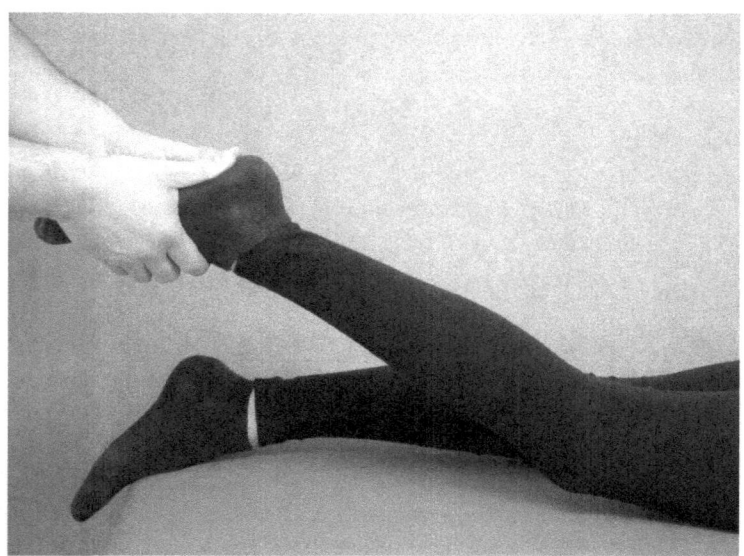

(Abb. 22.8)

Schwingungen wird über das obere Sprunggelenk eine Lockerung bis hinauf in den Hinterhauptbereich (Occipitalbereich) erreicht.

Der Patient liegt mit dem Bauch auf der Behandlungsliege. Der Therapeut umfasst das Fußgelenk, indem er die Fußsohle gerade in seinen Handflächen hält, während die Finger den Spann unterhalb des Fußgelenks stabilisieren. Die Daumen liegen an der Ferse. Der Therapeut neigt sich nach hinten, um einen leichten Zug auf den Fuß auszuüben. 30 Sekunden lang schüttelt er ihn dann sanft. Die Rüttelachse soll dabei der Querachse des oberen Sprunggelenks entsprechen, also transversal verlaufen.

Die Knie des Patienten befinden sich dabei in einer 20-30° Beugung. Das Schütteln erfolgt in einem Takt von 2-3-mal pro Sekunde.

23. Die Breuß-Massage

Der aus Bludenz in Österreich stammende Naturheiler Rudolf Breuß (1899-1990) entwickelte diese nach ihm benannte Massage, die sich inzwischen als ideale Ergänzung zur Dorn-Methode etabliert hat.

Massage

Zumeist wird die Breuß-Massage nach der Dorn-Behandlung angewendet, um dem eventuell geplagten Patienten noch etwas Gutes zu tun. Bei verspannter Muskulatur hingegen lockert sie das Gewebe und erleichtert so im Vorfeld das Einrichten der Wirbelsäule. Als eigenständige Therapieform eignet sich diese sanfte, energetische Massage hervorragend zur Entspannung und Vorbeugung. Verschobene Brust- oder Lendenwirbel können so oft schmerzfrei wieder in die richtige Position gebracht werden.

Zusätzlich können sich bei der Breuß-Massage durch das automatische Mitbehandeln von Akupressurpunkten – vor allem auf dem Blasenmeridian – körperliche, aber auch seelische Verspannungen und Blockaden lösen und so die Wirkung abrunden. Dies erfolgt hauptsächlich an den austretenden organischen Verbindungspunkten, den so genannten Shu-Punkten.

Bei besonders schmerzhaften Beschwerden wie einer Ischialgie bzw. einem „Hexenschuss" ist die Breuß-Massage manchmal das einzig erträgliche Mittel für den Patienten. Mit dieser Behandlung können sich die Bandscheiben optimal regenerieren und wieder aufladen.

Vorbereitungen

Der Raum sollte wohltemperiert und je nach Gefallen mit einem leichten Duft harmonisiert sein. Kurze Fingernägel des Therapeuten vermeiden Kratzspuren, also gegebenenfalls Fingernägel kürzen.

Eine Kerze anzünden, sanfte Musik auflegen.

Johanniskrautöl auf Clivenölbasis (siehe auch Rezept) und Seidenpapier, am besten bereits auf Rumpflänge des Patienten zugeschnitten, bereitlegen. Das Seidenpapier ist in Bastelgeschäften, Johanniskrautöl, wenn man es nicht selbst herstellen, in Naturkostläden oder Apotheken erhältlich.

Die Höhe der Massageliege sollte der Größe des Therapeuten angepasst sein und möglichst eine Öffnung für das Gesicht besitzen.

Bei Wohnzimmer-, Küchen- und sonstigen Tischen hilft ein Hörnchenkissen oder ein zusammengerolltes Handtuch, um den Nacken des Patienten etwas entkrampfter bzw. gerader zu halten. Metallketten, Armbänder, Uhren ablegen. Ein in den Hosenbund des Patienten gestecktes Handtuch deckt dessen Beine ab und schützt so seine Kleidung vor Öl.

Damit wir unsere volle Aufmerksamkeit auf das Wohl unseres Patienten richten können, ist es angebracht, die Massage schweigend auszuführen. Selbstverständlich sind gelegentliche Fragen nach dem Wohlbefinden o. Ä. erlaubt.

Beginn

Der Patient liegt locker und bequem auf dem Bauch, den Hals möglichst gerade, seine Arme optimalerweise neben dem Körper mit den Handflächen nach oben. Wird eine andere Arm- oder Kopfhaltung als angenehmer empfunden, dann geben wir dem Patienten diese Freiheit, schließlich geht es um sein Wohlbefinden. Eine Knierolle unter den Füßen wird sehr häufig als entlastend für die Wirbelsäule empfunden. Falls nicht zur Hand, tut es eine zusammengerollte Decke o. Ä. auch.

Der Therapeut steht, wenn Rechtshänder, rechts neben der Liege, Linkshänder links von ihr. Wenn bei der Beschreibung der Massage von „rechter Hand" die Rede sein wird, dann, liebe Linkshänder, bitte umdenken und eure Linke nehmen.

Strecken der Wirbelsäule, trocken

Dieser Griff löst den Druck auf die Bandscheiben und dehnt diese gleichzeitig. Bei schmerzhaftem Lendenwirbelsäulenbereich den Druck etwas reduzieren.

Einen Tropfen Öl in die Hand, etwas verreiben und auf das Kreuzbein geben. Begonnen wird an der unteren Wirbelsäule. Den seitlichen Handballen der rechten Hand auf die Lendenwirbelsäule aufsetzen. Die linke Hand liegt quer auf der rechten und verstärkt so den Druck. Nun gleiten wir mit beiden Händen über das Kreuzbein und Steißbein bis zum Gesäß. Wenn du als Therapeut deine Atmung mit einbeziehen möchtest, so wird bei diesem Entlangstreifen an der Wirbelsäule langsam ausgeatmet. Der Patient atmet im eigenen Rhythmus. Bei diesem Streckvorgang ist es wichtig, dass der Druck am Ende des Steißbeins langsam zurückgenommen wird, damit er keinen so genannten „Peitschenschlageffekt" auslöst.

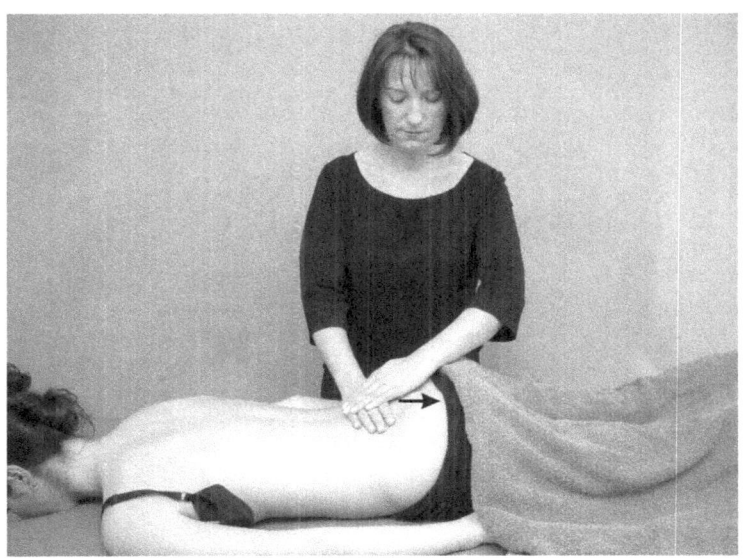

(Abb. 23.1)

Den Patienten beobachten und nachfragen, ob der Druck angenehm ist. Es darf nicht schmerzen!

Wir gehen, wenn wir am Gesäß angelangt sind, rechts am Körper des Patienten vorbei zur nächsten Position – niemals über den Rücken des Patienten. So wandern wir Stück für Stück an der Wirbelsäule hoch, über die Brustwirbelsäule bis hin zum 7. Halswirbel. Oben angelangt, wird dieser Griff noch ein paar Mal über die gesamte Wirbelsäule wiederholt.

Wichtig: der Therapeut sollte von Zeit zu Zeit seine Hände vom Patienten weg ausschütteln, um ein „negatives" Aufladen der Handflächen zu vermeiden.

Strecken der Wirbelsäule mit dem Zangengriff, trocken

Der Zangengriff wurde von Brigitte und Harald Fleig entwickelt und in die Breuß-Massage aufgenommen. Er ist sehr gut zur Lockerung und Streckung der Wirbelsäule geeignet.

Wir nehmen heilende Energie auf (man kann z.B. einen Lichtstrahl visualisieren der von den Händen empfangen wird) und geben diese weiter. So kann man sich diesen Griff zudem einfacher merken. Als Erstes legen wir die Handkanten mit den Handflächen nach oben über dem Patienten zusammen. In dieser Position die Hände wieder in Höhe der Taille quer zur Wirbelsäule aufsetzen. Dann werden die

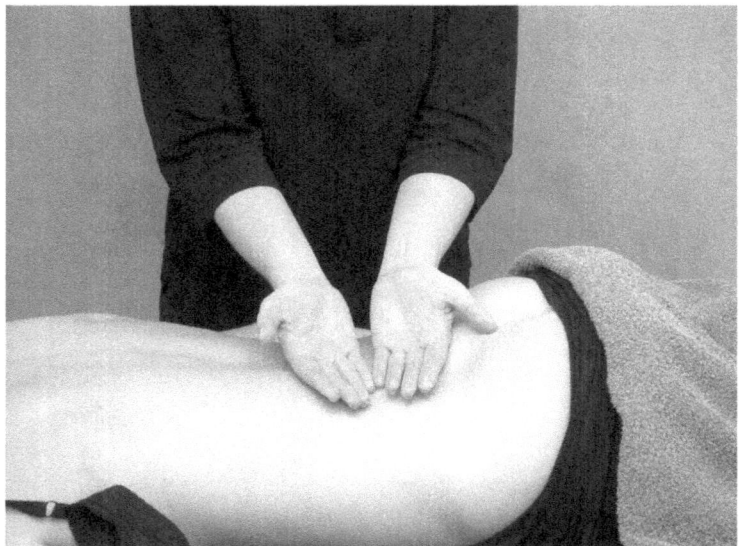

(Abb. 23.2 a)

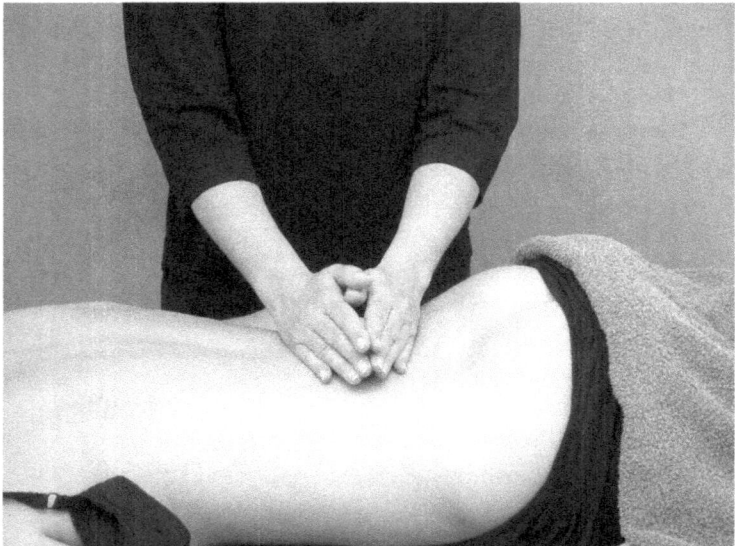

(Abb. 23.2 b)

Handflächen auf dem Rücken zu einem steilen Dreieck zusammenge-
bracht. Nun ziehen zuerst die Handkanten – die Spitze des Dreiecks
bleibt zu Beginn noch zusammen – und dann die Handflächen die
Wirbelsäule auseinander. Die Hände werden auch hier, wie beim ers-

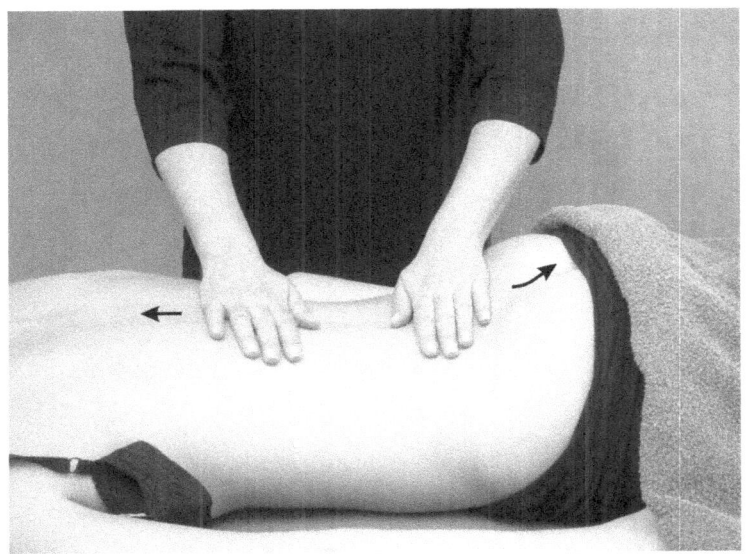

(Abb. 23.2 c)

ten Griff, immer ein Stückchen höher in Richtung Brustwirbelsäule aufgelegt. Die rechte Hand zieht hoch bis zum 7. Halswirbel, die linke Hand hinunter bis zum Steißbein. Auch hier seitlich am Körper des Patienten vorbei die Hände nach oben wandern lassen und zwischendurch die Hände ausschütteln. Beim 5. bzw. 6. Brustwirbel angelangt, den Griff ebenfalls ein paar Mal über die gesamte Wirbelsäule wiederholen.

Ölen

Die Wirbelsäule nun mit viel Öl einreiben. Wir geben das Öl auf unsere Hände und streichen von oben nach unten an der Wirbelsäule entlang. Das Öl dringt bei diesem Streckvorgang bis zur Wirbelsäule durch, so dass sich die Bandscheiben regenerieren können.

Dann die Schritte „Strecken der Wirbelsäule" und „Strecken der Wirbelsäule mit dem Zangengriff" wiederholen.

Einrichten der Wirbelsäule Stufe 1

Die Finger der rechten Hand zeigen zu den Füßen des Patienten, die linke Hand liegt auf der Handkante in einem Abstand von ca. 1-2 cm quer vor der rechten Hand. Die Dornfortsätze befinden sich zwischen dem Zeige- und Mittelfinger der rechten Hand. Beginn ist wie-

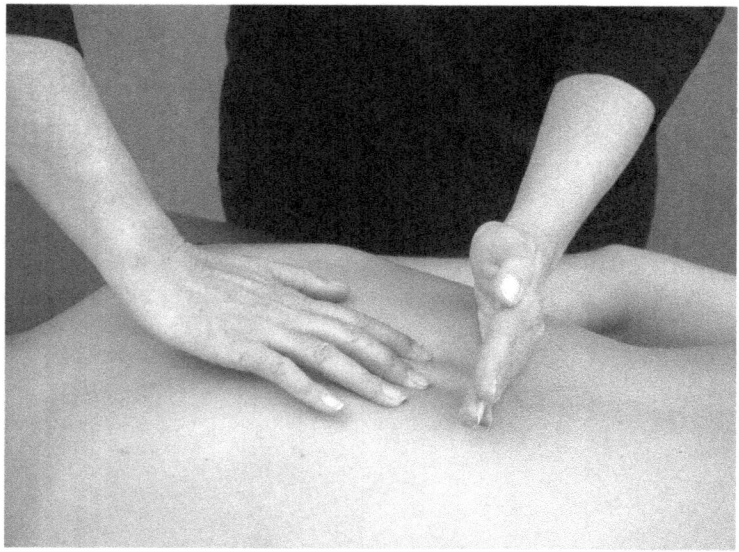

(Abb. 23.3 a)

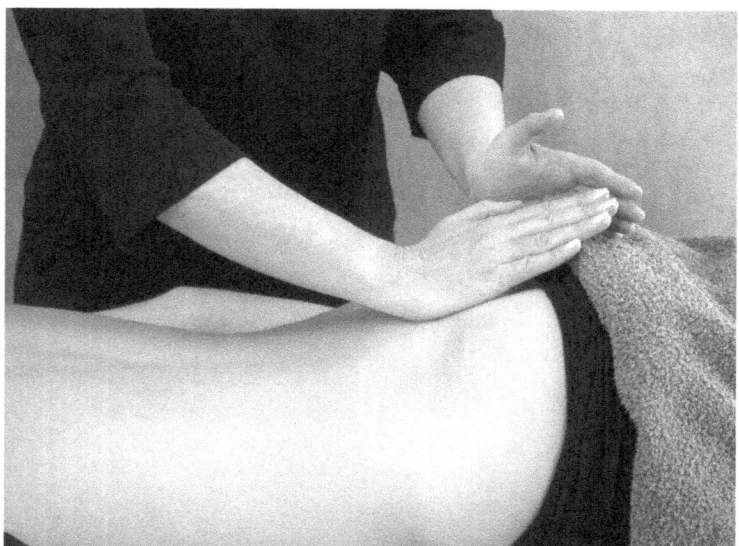

(Abb. 23.3 b)

der der Lendenwirbelbereich. Die linke Handkante zieht die Wirbel auseinander und dehnt damit die Bandscheiben. Die rechte Hand schiebt nach und richtet dabei die Dornfortsätze gerade. Die Zugrichtung der Hände weist dabei immer nach unten. Wieder am Körper des

Patienten vorbei die Hände über die Brustwirbelsäule hoch zum 7. Halswirbel wandern lassen. Am 7. Halswirbel angelangt, diesen Griff dort ein paar Mal ausführen. Zwischendurch die Hände ausschütteln. Bei diesem Griff spürt man, ob die Wirbel richtig liegen (ähnlich wie Perlen auf einer Schnur). Die Haut wird von oben nach unten geschoben und lockert dabei das Gewebe. Eventuell nachölen!

Einrichten der Wirbelsäule Stufe 2

Die Fingerspitzen beider Hände zeigen nun in Richtung Kopf des Patienten. Beginn ist wieder im Lendenwirbelbereich über dem Kreuzbein. Die Zeigefinger liegen ohne Druck auf den Dornfortsätzen, die Mittelfinger seitlich an den Wirbelkörpern. Nun gleiten die Finger in Richtung Kreuzbein, wobei die Mittelfinger Druck auf die Wirbel ausüben. Das ordnet die Wirbel. Unten angekommen, bleiben wir mit den Handflächen auf der Haut, kreisen in umgekehrter Herzform seitlich über das Bindegewebe hoch und ziehen die Hände wie oben beschrieben wieder zum Steißbein zurück. Dabei das „umgekehrte

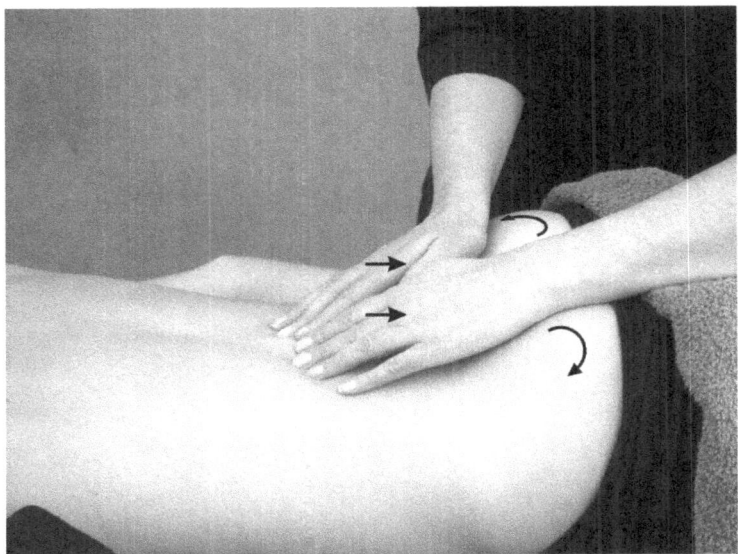

(Abb. 23.4)

Herz" immer größer werden lassen. Dies so lange, bis der Nacken erreicht wird, dann ein paar Mal über den gesamten Rücken. Die Hände bleiben bei diesem Griff im ständigen Kontakt mit dem Gewebe. Zum Schluss die Hände ausschütteln.

Tipp:
Dieser Griff kann alternativ auch bis über die Querfortsätze der HWS erfolgen. Wenn man oben angelangt ist, 6-8-mal wiederholen und seitlich die Halsmuskulatur mitbehandeln, bis Höhe C2.

Bei Ischiasschmerzen gefühlvoll über das Gesäß!

Nochmals viel Öl auf der Wirbelsäule verteilen.

Papier auflegen und ausstreifen
Nun wird das Seidenpapier, welches als Kondensator für die Schlacken dient, mit der glatten Seite auf den Rücken gelegt. Durch einen osmotischen Vorgang werden die Schlacken auf der rauen Seite gesammelt. Wir streifen das Papier sanft mit beiden Händen mit langen Strichen rasch abwechselnd von oben nach unten auf der Wirbelsäule aus. Wir gehen auch hier mit den Händen seitlich am Körper des Patienten hoch, die linke Hand an der linken Seite des Patienten, die rechte Hand an der rechten Seite. Dies wird ca. 6-10-mal wiederholt, dann die Hände ausschütteln!
Dieses Ausstreichen entkrampft die Muskulatur und gleicht die Polaritäten Yin und Yang aus.

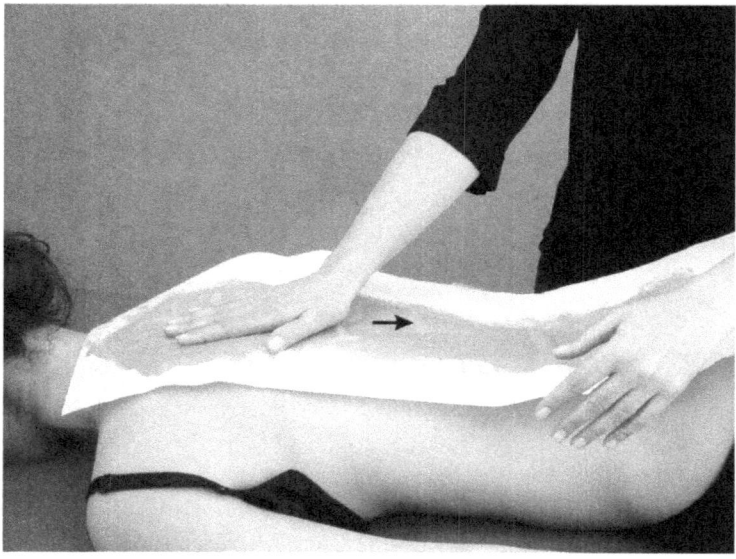

(Abb. 23.5)

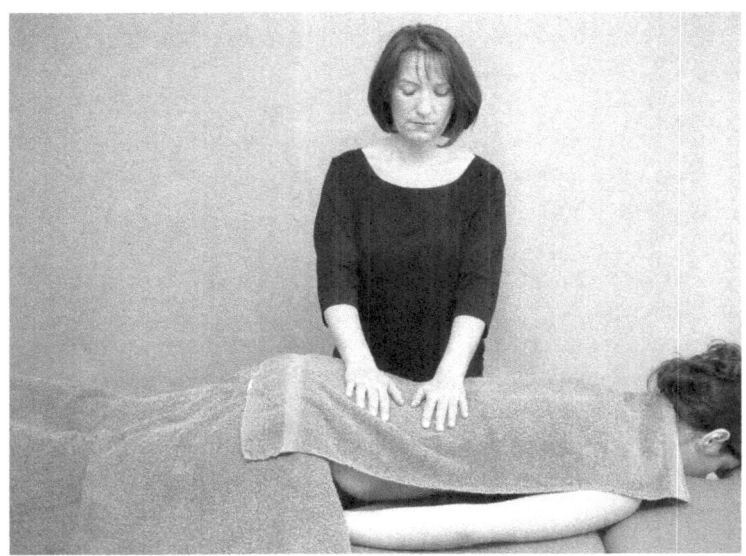

(Abb. 23.6) Magnetisieren

Heilmagnetismus

Hände vom Öl befreien.

Das Handtuch, welches im Hosenbund des Patienten steckt, über das Seidenpapier legen.

Haut, Öl, Papier und Handtuch lassen eine wohlige Wärme entstehen.

Wir stellen uns auf die linke Seite des Patienten – bitte auch die Linkshänder. Beim nun folgenden Handauflegen beachten: Wir sind Kanal für die Heilkraft! Einfacher wird es, wenn wir uns vorstellen, wie die Energien ungehindert durch uns hindurchfließen. Wenn du möchtest, kannst du Gott, eine „höhere Instanz" oder dir vertraute „lichtvolle Helfer" um Schutz und Kraft bitten.

Rudolf Breuß hat vor einer solchen Behandlung dieses Gebet gesprochen:

Allmächtiger ewiger Gott – Gott Schöpfer des Himmels und der Erde, ich bitte Dich im Namen unseres Herrn und Heilandes Jesus Christus, Deines vielgeliebten Sohnes, für diesen Deinen Sohn / diese Deine Tochter (Name des Patienten) um Gesundheit für Leib und Seele, ganz besonders für seine / ihre Seele.

Natürlich ist die Breuß-Massage religionsunabhängig zu verstehen, sie kann von jedem ausgeführt werden, ob dabei nun ein Gebet gesprochen wird, bleibt jedem selbst überlassen.

Beim Magnetisieren die Polaritäten beachten (siehe hierzu Heilmagnetismus nach Mesmer S. 170).

Die rechte Hand wird locker auf das Steißbein quer zur Wirbelsäule gelegt, die linke Hand ca. eine Handbreit daneben. Die Finger sind leicht gespreizt, die Daumen dürfen sich *nicht* berühren, um einen „Magnetkurzschluss" zu vermeiden.

Die Lebensenergie strömt mit jedem tiefen Atemzug in uns ein, und wir geben sie mit dem Ausatmen an den lieben Menschen, der vor uns liegt, weiter. Diese Energie wird auch göttliche Kraft, Od, Qi oder Prana genannt. Sie strömt durch unser Scheitelchakra über das Herzchakra in unsere Hände und wird durch die Handchakras an den Patienten weitergegeben. Wir können dabei in eine Kerze schauen oder uns ein Licht vorstellen. Diese Energie löst Blockaden, wärmt, nimmt Verspannungen und unterstützt positive Gedanken und Gefühle. Man kann sich vorstellen, wie verbrauchte Energien über die Füße des Patienten in die Erde fließen und dort in nützliche und nährende Energie umgewandelt werden. Auch deshalb ist es für den Therapeuten wichtig, seine Gedanken auf den Patienten zu konzentrieren.

Die Hände bleiben ca. eine Minute an der gleichen Stelle liegen oder bis das Wärmegefühl unter den Händen des Therapeuten

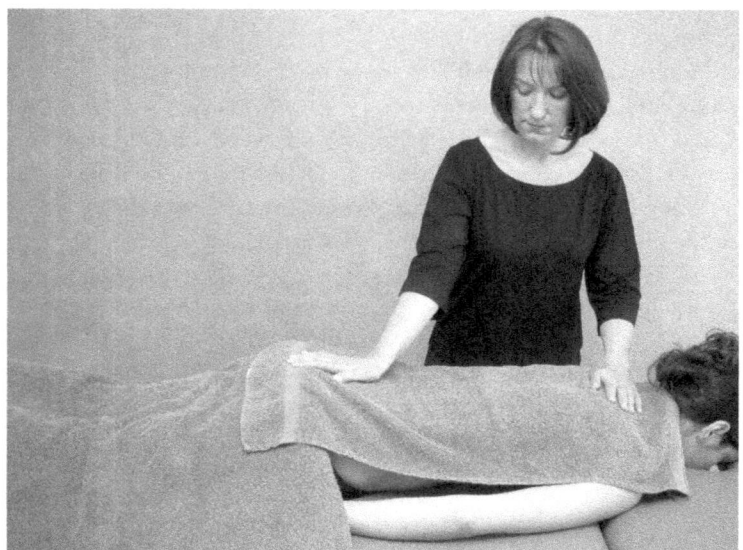

(Abb. 23.7) Durchströmen der Wirbelsäule

nachlässt. Schmerzende Stellen und Blockaden benötigen mehr Energie, das bedeutet, der Therapeut belässt seine Hände hier etwas länger. Mit der Zeit entwickelt man hierfür ein entsprechendes Feingefühl. Dann wird die linke Hand leichter, hebt ab und wird eine Handbreit nach oben Richtung Kopf abgelegt. Nun folgt die rechte Hand. Wieder ca. eine Minute liegen lassen und dann weitergehen. Bei der Halswirbelsäule angekommen, bleibt die linke Hand quer auf dem 7. Halswirbel liegen. Die rechte wird auf das Kreuzbein gelegt, wobei die Fingerspitzen in Richtung Füße des Patienten zeigen. Dann wird die gesamte Wirbelsäule ca. eine Minute „durchströmt".

Ausstreichen und Ableiten

Anschließend wird der ganze Körper von den Schultern zu den Füßen dreimal ausgestrichen, wobei die linke Hand über die rechte Körperseite und die rechte Hand über die linke Körperseite streicht. An der Fußseite jedes Mal die Hände ausschütteln, um die Negativenergie loszuwerden! Dieses wird nun dreimal im feinstofflichen Bereich, der Aura, wiederholt. Dabei bleiben die Hände ca. 3-5 cm über dem Körper oder, wenn ihr die Aura fühlen könnt, eventuell auch weiter entfernt. An den Füßen angelangt, die Hände wieder ausschütteln.

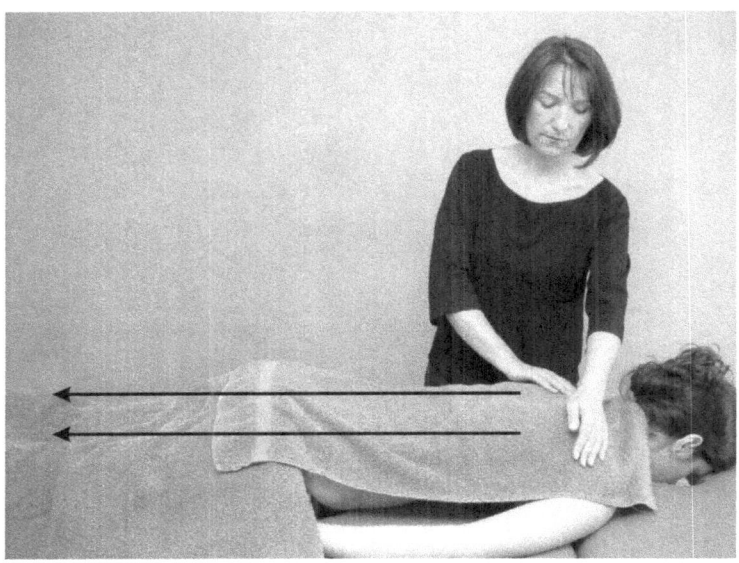

(Abb. 23.8 a) Ausstreichen

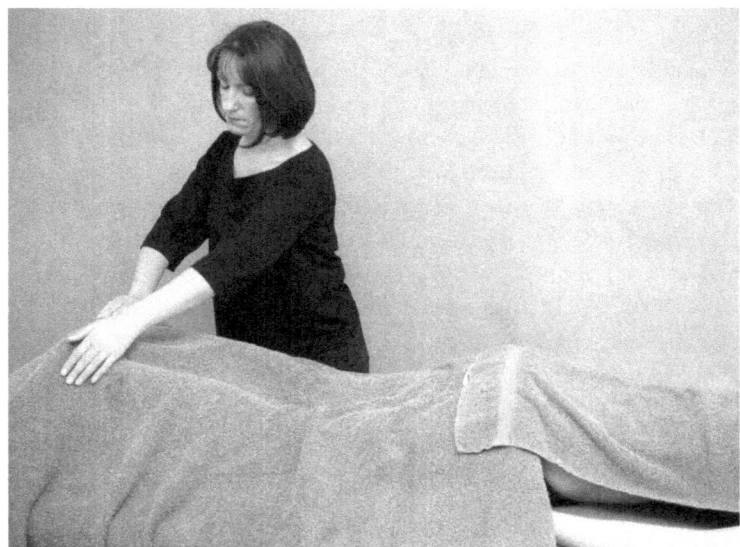

(Abb. 23.8 b) Ableiten

Jetzt legen wir die linke Hand über das Kronenchakra des Patienten und die rechte Hand über den Hinterkopf, jeweils 2-3 cm vom Körper entfernt, und streichen noch einmal im feinstofflichen

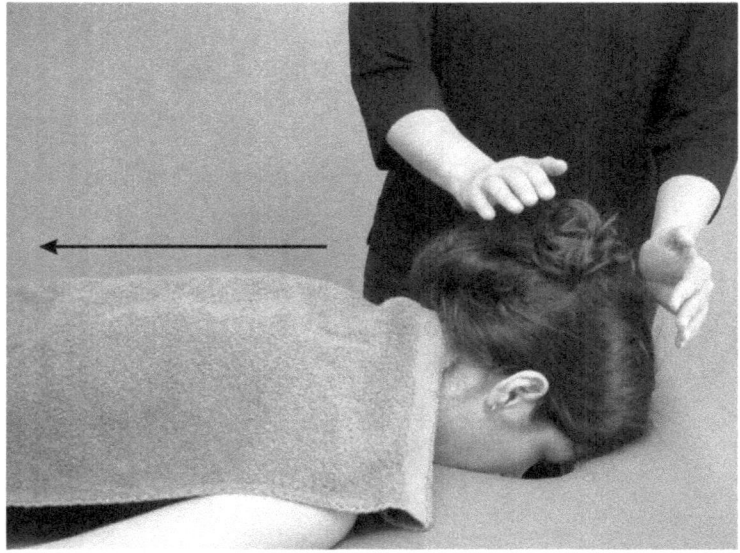

(Abb. 23.9) Hände liegen über Kronenchakra und streichen aus

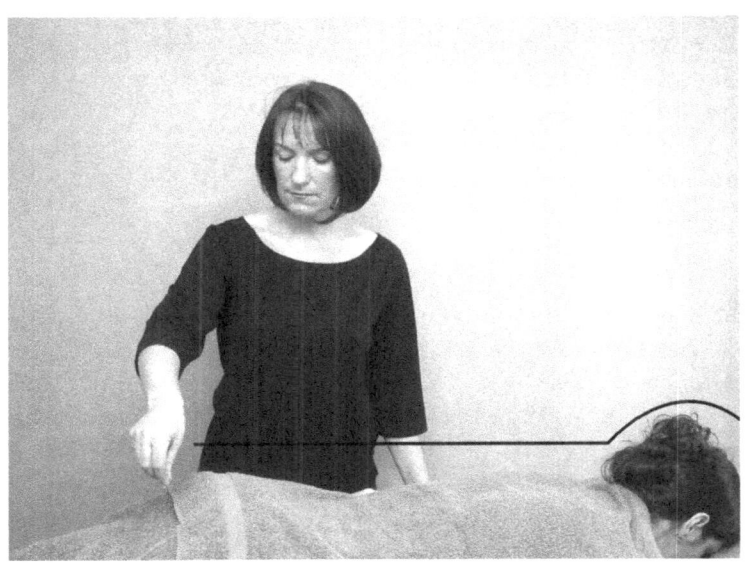

(Abb. 23.10) Reißverschluss

Bereich über die Wirbelsäule nach unten. Hände ausschütteln! Einmal wiederholen.

Am Ende schließen wir den „Reißverschluss", indem die geschlossenen Fingerspitzen (Daumen, Zeige- und Mittelfinger) der rechten Hand im feinstofflichen Bereich, der Aura, vom Steißbein über den Scheitel und gedanklich bis zur Stirn, dem Sitz des 3. Auges, wandern.

Den Patienten ruhen lassen.

Hände unter fließendem kalten Wasser mit Seife waschen und gedanklich die Energien des Patienten wegspülen. Sollte kein Wasser vorhanden sein, können die Fremdschwingungen auch über den Boden abgegeben werden. Dazu die Hände auf den Boden legen und so über „Mutter Erde" ableiten, gedanklich alles loslassen, was nicht zu uns gehört. „Energiearbeiter" können hier z. B. die transformierende Kraft der violetten Flamme einsetzen.

Nach der Ruhepause entfernt der Therapeut das Handtuch und das Seidenpapier (letzteres wegwerfen). Mit dem Handtuch das restliche Öl vom Rücken des Patienten nehmen, indem man von oben nach unten streift.

Wir strecken jetzt noch dreimal mit dem ersten Griff der Massage das Kreuzbein und erden so den Patienten. Dieser darf nun noch etwas ruhen.

Zum Abschluss kannst du dich dann bei Gott, der „höheren Instanz" oder den dir vertrauten „lichtvollen Helfern" und beim Patienten bedanken.

Im Licht ist alles eins!

Heilmagnetismus nach Mesmer

Zur Breuß-Massage gehört auch der so genannte Heilmagnetismus. Erfinder war der Wiener Arzt Dr. Franz Anton Mesmer (1734-1815), dessen Heilerfolge große Bewunderung hervorriefen. Dr. Mesmer war mit einem Jesuitenpater befreundet, der den Patienten Magnete auflegte und viele damit heilen konnte, was den Arzt seinerseits veranlasste, auch mit Magneten zu experimentieren. Eines Tages hatte Mesmer keine Magnete zur Hand, und ihm kam der Gedanke, dass das Ganze genauso gut mit bloßen Händen funktionieren könne. Entsprechende Versuche und die Überzeugung, dass aus den Händen ein heilender Kraftstrom fließt, bestätigten ihn in seiner Vermutung.

Dr. Mesmers Entdeckung stieß bei seinen Kritikern auf Unverständnis, und der so genannte „Mesmerismus" wurde nicht anerkannt. Mesmer, der vorübergehend nach Paris geflohen und dort sogar am Hofe unter anderem für Marie Antoinette tätig war, praktizierte später seinen Heilmagnetismus in aller Stille bis ins hohe Alter.

Die Hände werden beim Heilmagnetismus immer gegenpolar aufgelegt. Das bedeutet, wo am Körper Plus, da wird die linke Hand (Minus) aufgelegt.

Es gilt:	*Plus:*	*Minus:*
	oben	unten
	hinten	vorne
	rechts	links

Durch das Handauflegen werden die Organe über die Wirbelsäule aktiviert und ausgeglichen.

Johanniskrautöl

Johanniskraut blüht von Ende Juni bis Ende August. Wir finden diese 25-60 cm hohe Pflanze mit kleinen goldgelben Blättern an Weg- und Waldrändern. Wenn wir eine aufgegangene Blüte zerdrücken, fließt roter Saft heraus. Hält man ein Blättchen gegen die Sonne, so kann man die Öldrüsen sehen. Das Johanniskraut sollte mit gutem kaltgepressten Olivenöl angesetzt werden.

Die ideale Zeit zum Pflücken ist bei Sonnenschein, am besten am späten Vormittag. Die Blüten sollten voll entfaltet, aber nicht kurz vor dem Verblühen sein. Der Johannistag – 24. Juni – ist ein guter Tag zum Sammeln. Wer die Mondphasen berücksichtigen will, sammelt am besten bei zunehmendem Mond oder Vollmond an den Blütentagen (Zwillinge, Waage, Wassermann). Da wir dieses Öl hauptsächlich für Haut und Knochen nehmen, ist auch ein Steinbocktag hervorragend geeignet.

Johanniskrautöl ist ein gutes Nerven- und Wundmittel und innerlich wie äußerlich vielseitig einsetzbar. Außer zur Dorn-Behandlung und Breuß-Massage wirkt es gut bei Blutergüssen, Sonnenbrand, Ischias, Halsentzündung (innerlich).

Achtung: Ob innerlich oder äußerlich angewendet, man wird lichtempfindlich und sollte unmittelbar nach dem Auftragen direktes Sonnenlicht oder auch die Sonnenbank meiden. Deshalb in den Sommermonaten am besten erst nach Sonnenuntergang verwenden.

Rezept

Johanniskrautblüten werden locker bis zum Hals in eine Glasflasche gefüllt und mit Olivenöl übergossen, so dass die Blüten vollständig bedeckt sind. Die verschlossene Flasche in die Sonne stellen und täglich einmal gut durchschütteln. Nach ca. sechs Wochen erhält man ein leicht rötliches Öl, das eine enorme Heilkraft besitzt. Nun die Blüten abseihen und zur Aufbewahrung möglichst in eine blaue Flasche abfüllen.

24. Akupressurpunkte

Hier noch einige Akupressurpunkte, die sich in der alltäglichen Praxis als außerordentlich erfolgreich in Kombination mit der Dorn-Methode erwiesen haben. Diese Punkte eignen sich insbesondere dafür, nach einer Gelenkfehlstellung gestaute Energie sofort wieder zum Fließen zu bringen und Schmerzen umgehend und nachhaltig zu lindern bzw. zu beseitigen. Die Akupressurpunkte liegen alle auf den Meridianen (siehe Kapitel 11, Meridiane und das Dreiersystem). Die Punkte wurden exakt fotografiert und werden erklärt, damit auch ein „Akupressurneuling" gleich damit arbeiten kann. Vorsicht jedoch bei Schwangerschaft. Hier sind die meisten Punkte kontraindiziert, da sie einleitend wirken können.

Die Punkte werden mit dem Zeigefinger oder Daumen so lange gedrückt, bis der Schmerz nachlässt, maximal zwei Minuten. Danach die Stelle zur energetischen Ableitung ganz leicht in Richtung Extremitäten ausstreichen. Bei massiven Beschwerden werden am besten die Punkte auf beiden Seiten gleichzeitig gedrückt, um ein Verschieben der Beschwerden auf die andere Seite zu vermeiden.

Notfallpunkte

Zuallererst sollen einige Notfallpunkte erklärt werden. Diese helfen den Patienten zu stabilisieren, sollte ihm bei der Behandlung der Kreislauf absacken. So etwas kommt zwar äußerst selten vor, es ist aber dennoch gut, wenn man entsprechend gewappnet ist.

Da die nachfolgenden drei Punkte einfach zu finden sind, haben wir auf eine Bebilderung verzichtet.

1. Leitbahn der Steuerung 26 – „Wassergraben"

Dieser Punkt liegt ziemlich am Ende des Meridians „Leitbahn der Steuerung", auch Lenkergefäß oder Gouverneursgefäß genannt. Er befindet sich unterhalb der Nasenspitze, wo die Nasenscheidewand die Oberlippe berührt. Diesen Punkt ca. 10-20 Sekunden in Richtung Oberkiefer/Nase drücken. Das hilft bei Ohnmacht, Kollapsneigung, plötzlicher Übelkeit, aber auch bei Hitzschlag, Krampfanfällen und Seekrankheit – um nur die gebräuchlichsten Indikationen zu nennen.

2. Aufnehmende Leitbahn 24 – „Punkt, der die Flüssigkeit aufnimmt"

Dieser Punkt ist der Endpunkt des Meridians „Aufnehmende Leitbahn", auch Konzeptionsgefäß oder Zentralgefäß genannt. Er liegt in der Mitte des Unterkiefers in der Vertiefung unterhalb der Lippe. Dieser Punkt wirkt kreislaufregulierend.

3. He 9 – „Die kleine Straße"

Dieser Punkt ist der Endpunkt des Herzmeridians. Man findet ihn am Nagelfalz des kleinen Fingers und zwar an der Seite, die zum Körper zeigt (radial). Dieser Punkt ist ebenfalls bei Neigung zu Ohnmacht, bei Kollaps, Enge des Halses, aber auch bei Brechreiz zu pressen.

Unterstützende Punkte

Die nun folgenden Akupressurpunkte haben wir in der Reihenfolge, wie sie unterstützend bei einer Dorn-Behandlung eingesetzt wer-

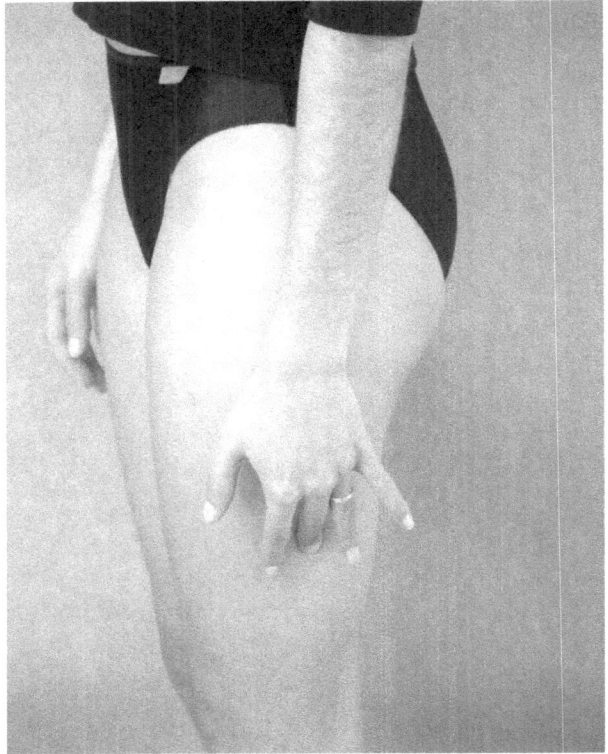

(Abb. 24.1)
„Marktplatz
der Winde"

den könnten, aufgeführt. Durch die Akupressur wird erreicht, dass der Durchgang zum zentralen Nervensystem vom vegetativen Nervensystem ausgehend freigemacht wird. Dies ist gerade bei akuten Schmerzzuständen von großem Vorteil.

Hüfte: Gb 31 – „Marktplatz der Winde"

Diesen Punkt findet man an der Außenseite des Oberschenkels. Der Patient steht mit herabhängenden Armen gerade da. Wo die Mittelfingerspitze die (gedachte) Hosennaht berührt, nimmt der Punkt die Spannung der seitlichen Hüftspannermuskulatur. Da er über den Meridian mit dem Kniegelenk verbunden ist, ist er ein hervorragender „Mittlerpunkt" für das gesamte Bein von der Hüfte abwärts.

Kniegelenk: Ma 36 – „Dritter Weiler am Fluss"

Der Punkt befindet sich vier Finger breit = Breite der Hand des Patienten vom Zeigefingermittelglied bis einschließlich kleiner Fin-

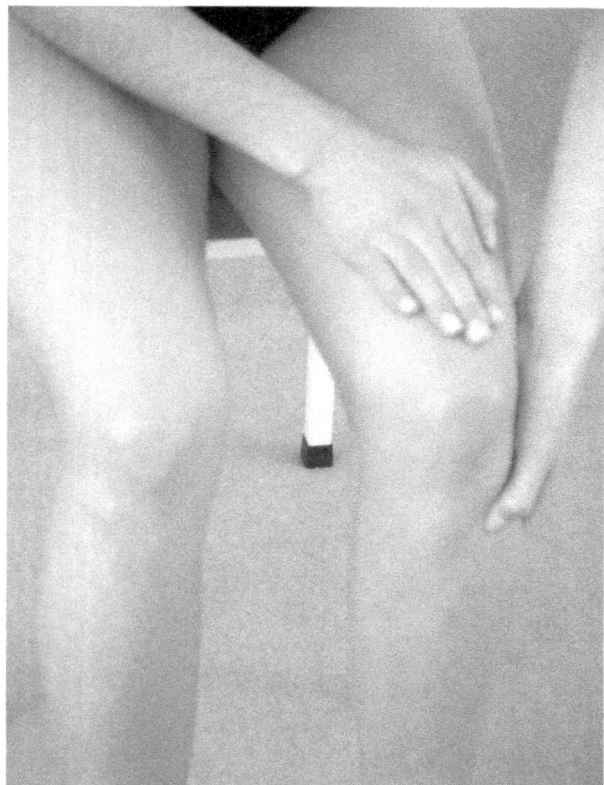

(Abb. 24.2)
„Dritter
Weiler am
Fluss"

ger, unterhalb der Kniescheibe und einen Daumenbreit neben dem Schienbein auf dem Magermeridian. Drückt man diesen Punkt leicht schräg in Richtung Kniegelenk, konnte eine optimale Wirkung auf das Kniegelenk in Kombination mit der Dorn-Methode beobachtet werden.

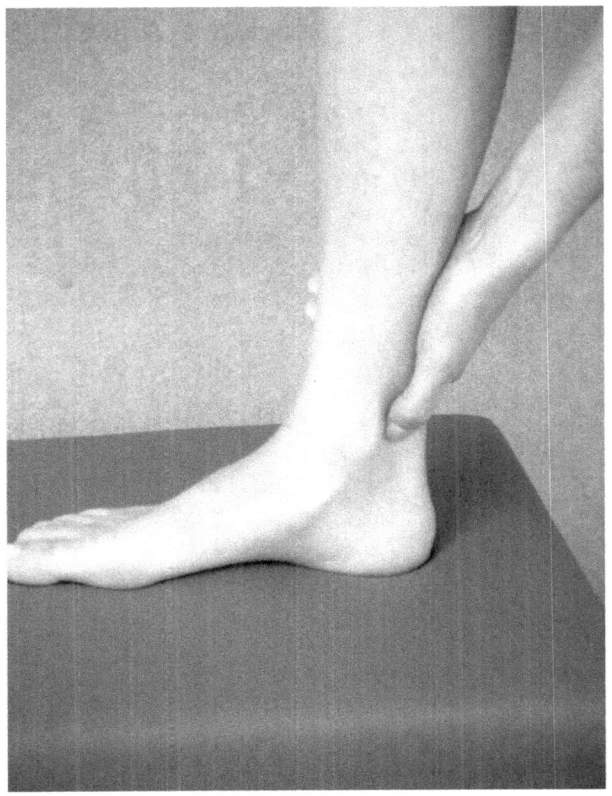

(Abb. 24.3)
„Mächtiger
Wasserlauf"

Sprunggelenk: Ni 3 – „Mächtiger Wasserlauf"

Man findet den Punkt in der Mitte der Verbindungslinie von Knöchel zur Achillessehne an der Fußinnenseite auf dem Nierenmeridian. Er hilft hauptsächlich bei Schmerzen im unteren Körperbereich sowie bei Abgeschlagenheit, aber auch bei Kälte der Extremitäten. Er ist der stärkste Punkt auf dem Nierenmeridian und sorgt für einen Ausgleich der Yin- und Yang-Energien. Er kann somit neue Energie zum Fließen bringen und alte ableiten.

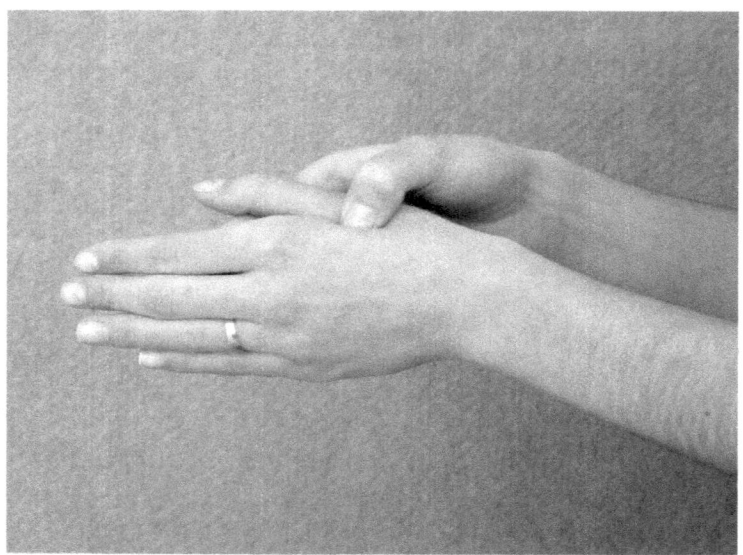

(Abb. 24.4) „Vereinte Täler"

Schulter: Di 4 – „Vereinte Täler"

Dieser oft recht schmerzhafte Punkt liegt in der Mitte des zweiten Mittelhandknochens an der dem Körper zugewandten Seite (radial) auf dem Dickdarmmeridian. Man kann ihn besonders bei Schmerzen im oberen Körperbereich einsetzen, z.B. bei Schulter- oder Kopfschmerzen.

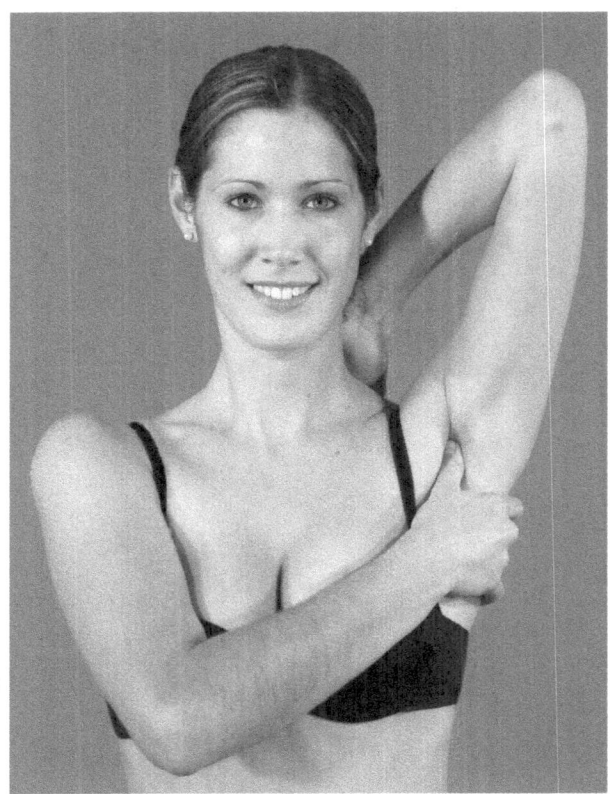

(Abb. 24.5)
„Quelle am
äußersten
Ende"

Schulter: He 1 – „Quelle am äußersten Ende"

Diesen Punkt findet man in der Achselhöhle neben der Muskelsehne auf dem Herzmeridian. Wenn man ihn 2-3-mal kurz quermassiert, so kann der Patient ein elektrisierendes Gefühl bis in die Fingerspitzen spüren. Geeignet ist dieser Akupressurpunkt bei Schmerzen in den oberen Extremitäten, Herz- und Leberschmerzen, aber auch bei Aufstoßen und Brechreiz und nicht zuletzt bei Ohnmacht.

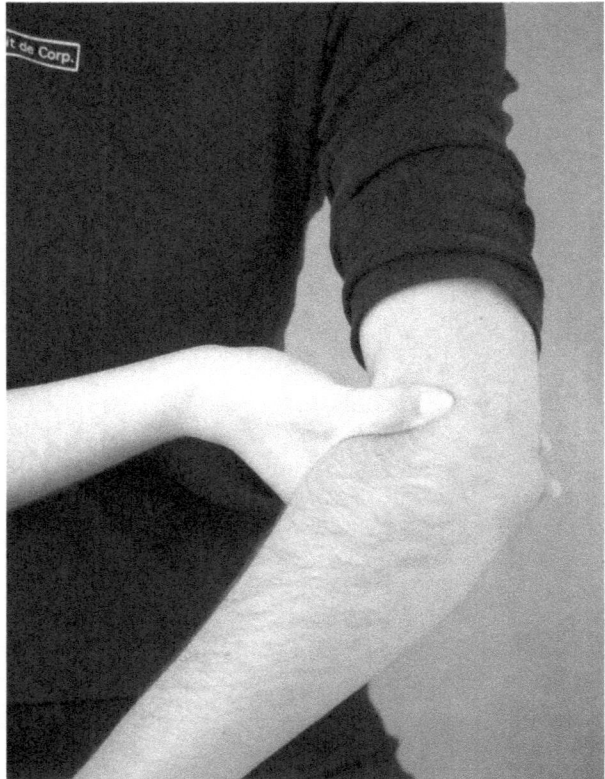

(Abb. 24.6)
„Gekrümmter
Teich"

Ellbogen: Di 11 – „Gekrümmter Teich"

Bei angewinkeltem Arm in der Vertiefung vor dem Ellbogengelenk sitzt dieser Punkt auf dem Dickdarmmeridian. Der Punkt ist bei
einem so genannten Tennisarm (Epicondylitis) und sonstigen Schmerzen im Arm sehr gut geeignet.

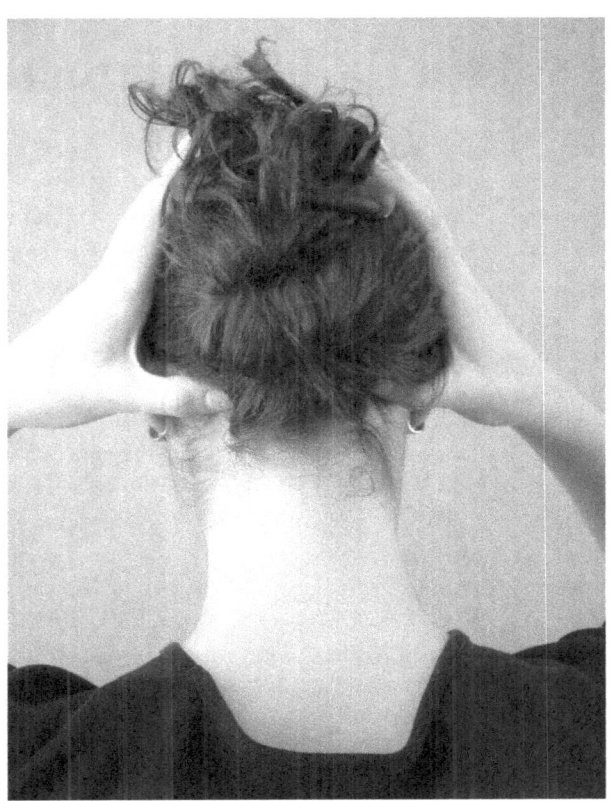

(Abb. 24.7)
„Teich des
Windes"

Kopf: Gb 20 – „Teich des Windes"

Diese Akupressurpunkte liegen auf dem Gallenblasenmeridian, und zwar in der Vertiefung zwischen dem trapezförmigen Muskel (M. trapezius) und dem Kopfdreher (M. sternocleidomastoideus) unter dem Haaransatz links und rechts neben der Wirbelsäule. Diese Punkte beidseitig mit den Daumenbeeren in Richtung Kopfspitze drücken. Hervorragende Stellen bei Kopfschmerzen (die von einem verschobenen C1 ausgehen; zuerst richten), Nackenverspannungen, Rückenschmerzen, Ohnmacht, häufigem Niesen und allen „Erkältungskrankheiten".

Wir haben bewusst nur eine kleine Auswahl getroffen, selbstverständlich gibt es noch sehr viel mehr geeignete Punkte. Ein Beschreibung dieser Punkte würde allerdings den Rahmen sprengen, weshalb wir auf einschlägige Literatur bzw. Kurse verweisen möchten.

25. Info für Energiearbeiter

Hier einige zusätzliche Hinweise für die „Energiearbeiter" unter euch:
Während der Dorn-Behandlung kann man z.b. weißes Licht visualisieren und dieses die gesamte Wirbelsäule durchfluten lassen, oder auch den gesamten Körper einhüllen. Energien gelöster Blockaden werden so an der oberen Hälfte des Körpers nach oben gen Himmel, an der unteren Körperhälfte in die Erde abgeleitet. Gelenke kann man mit einer goldenen Lichtkugel ummanteln. Während des Drückens des Akupressurpunktes ebenfalls weißes Licht visualisieren, dieses den Punkt durchfluten lassen und sich vorstellen, wie dieses Licht an dem Meridian entlang zu den Extremitäten gepresst wird, wobei es Blockaden auflöst. Es ist deshalb umso wichtiger, dass man bei der Behandlung sich wirklich auf die Gelenke und Wirbel konzentriert, da ja Gedanken Energie erzeugen und die Energie den Gedanken folgt. Sehr wichtig: Durch Lösen des Atlas wird die Verbindung nach oben (Kronenchakra) frei gemacht. Danach spürt der Patient sofort durch eure Visualisierung des Lichtstrahls nach oben eine Reduzierung des Kopfdrucks. Über Deblockieren des ISGs erfolgt die Verbindung nach unten (Erdung), dazu einen Lichtstrahl nach unten visualisieren.

Um den Patienten während dieser Behandlung am Besten ein Lichtrohr visualisieren, welches vom „Himmel" bis tief in die „Erde" reicht. So können gelöste Energien auf verschiedenen Ebenen neutral und effektiv „abtransportiert" werden.

26. Zum Schluss

Wie man sieht, ist die Dorn-Methode eine wirklich einfache und effektive Möglichkeit, anderen Menschen oder sich selbst zu helfen. Umso mehr, wenn die Patienten mitarbeiten, sich auf mögliche Änderungen einlassen können und der Therapeut mit der notwendigen Achtsamkeit ans Werk geht. Für den einen mag hier der Weg enden, andere finden durch das Praktizieren der Dorn-Methode und der Breuß-Massage eine neue berufliche Perspektive. Wie auch immer euer Lebensweg verläuft, jeder darf sich aus dem Gelesenen das herausfiltern, was er in seinem Umfeld braucht, was ihm liegt, was er anwenden kann. Und ihr wisst ja, auch eine Reise über tausend Meilen beginnt mit dem ersten Schritt.

Alles Gute

Gamal Raslan

Anhang

Behandlungsbeispiele und Behandlungsübersicht von A-Z

Hier ein paar Hinweise, die zu beachten sind, um einen nachhaltigen Behandlungserfolg zu erzielen. Generell gelten bei jedem Krankheitsbild folgende Punkte, die bei dessen Beschreibung unerwähnt bleiben können:

1) die Beinlängen immer zuerst ausgleichen
2) dem Patienten dringend die Korrektur der Beinlängendifferenz zu Hause empfehlen
3) dem Patienten klar machen, dass dieser zukünftig das Übereinanderschlagen der Beine unterlassen sollte
4) den Patienten darauf hinweisen, dass ein Mensch ca. 2-3 Liter Wasser am Tag trinken sollte (Ausnahme, wenn vom Arzt anders angeordnet, z.b. bei Herzinsuffizienz)
5) Krankheit im Zweifelsfall medizinisch abklären lassen
6) bei tumorösen Veränderungen nicht behandeln

Die im Anschluss erwähnten Behandlungsweisen der verschiedenen Krankheitsbilder basieren auf Erfahrungswerten. Hier können zusätzlich auch das „Dreiersystem", Kapitel 11, mit einbezogen und andere Wirbel und Organe berücksichtigt werden.

Behandlungsbeispiele

Beispiel 1

Patientin, 18 Jahre, kommt mit chronischem Dauerkopfschmerz, der seit vier Wochen besteht, in meine Praxis. Alle ärztlichen Untersuchungen ohne Befund. Kopfschmerztabletten würden nur kurzzeitig helfen. Die Patientin befindet sich im Prüfungsstress für ihr Abitur.

Befund: Beinlängendifferenz von 1,5 cm, Rechts länger. ISG links verschoben, TH4 rechts verschoben, C1 links verschoben. Die Patientin trinkt am Tag nur max. 1 Liter Flüssigkeit, jedoch keinen Kaffee. Bei einem Körpergewicht von 60 kg und geistiger Anstrengung (sitzt viel drinnen, wenig Sauerstoff) ist dies deutlich zu wenig!

Behandlung: Korrektur der Beinlängendifferenz. Ich rate der Patientin, die Selbsthilfeübung konsequent durchzuführen und erkläre ihr die Notwendigkeit dieser Übung (siehe Kapitel 2, „Warum sind gleich lange Beine so wichtig"). Zudem sollte Sie die Beine nicht übereinander schlagen, da der Hüftkopf sich sonst wieder verschiebt und das im Gegensatz zur Hüftkorrektur steht.

Nachdem das ISG, der TH4 und der C1 gerichtet sind, verschwinden die Kopfschmerzen (also bereits nach der ersten Behandlung). Ich rate der Patientin zum Abschluss, mehr an die frische Luft zu gehen, Atemübungen zu machen und mehr zu trinken. Die Beine sollten ab diesem Zeitpunkt nicht mehr übereinander geschlagen werden, und die Selbsthilfeübungen sind für die nächsten drei bis sechs Monate regelmäßig durch zu führen.

Auf eine gerade Rückenhaltung ist zu achten!

Hinweis: Gerade hier kann nach dem Richten des 1. Halswirbels für ca. eine Minute ein Schwindelgefühl auftreten, was dann sofort wieder verschwindet. Das liegt daran, dass die Beinlängen korrigiert sind und der 1. Halswirbel, bedingt durch einen freieren Blutdurchfluss durch die Arterie Vertebralis, mehr sauerstoffreiches Blut zum Gehirn durchlässt. Durch die Anpassung des Gehirns an den vermehrten Druck kann es deshalb zu dem kurzzeitigen Schwindel kommen, was vollkommen normal ist.

Beispiel 2

Säugling, drei Monate alt, kommt mit seinen ziemlich genervt dreinschauenden Eltern zu mir in die Praxis. Das Baby würde nun schon seit der Geburt nahezu ununterbrochen schreien. Die Schlafphasen seien sehr kurz und unregelmäßig. Während des Stillens drehe der Säugling seinen Kopf plötzlich zur rechten Seite und finge an zu schreien. Die Geburt war laut Patientin sehr schwer und anstrengend. Es handele sich aber um das 2. Kind. Kurze Zeit vor der Geburt lag das Baby noch in Steißlage und drehte sich dann erst in die richtige Position.

An den Collis-Test können sich die Eltern nicht erinnern.

Befund: Auffallend ist, dass sich der Kopf des Säuglings in einer rechtsrotierten Dauerhaltung befindet. Dreht man den Kopf vorsichtig in die andere Richtung verstärkt sich das Schreien.

Ein Schlüsselbeinbruch und ein daraus entstehender Torticollis (Schiefhals) liegt nicht vor.

Der Hinterhauptsbereich auf der rechten Seite ist ziemlich verhärtet, aber der C1 auf der linken Seite ist verschoben! Es liegt eine Beinlängendifferenz von ca. 1 cm vor. Das Kreuzbein ist links verschoben. Der Bauchbereich ist links verhärtet.

Behandlung: Zuerst richte ich die Beinlängendifferenz und dann das Kreuzbein, während die Mutter den Säugling mit dem Oberkörper im Stehen an sich hält und ich das Bein passiv bewege.

Den C1 richte ich dem Säugling in Rückenlage, indem ich seinen Kopf vorsichtig von rechts nach links drehe. Hierzu gehe ich über den Hinterhauptsbereich, also klassisch nach Dorn. Den Bauchbereich lockere ich noch auf der verhärteten Seite, z.B. durch sanfte Hautverschiebetechniken.

Direkt nach der ersten Behandlung ist der Säugling von seinen Schmerzen befreit, das Kind ändert schlagartig sein Verhalten und die Eltern können nun endlich wieder einmal durchschlafen.

Beispiel 3

Patient, 42 Jahre, kommt zu mir mit starken Kniegelenksschmerzen, rechtes Kniegelenk. Die Schmerzen ziehen hoch bis zur Leiste. Das linke Kniegelenk fängt mittlerweile nun auch zu schmerzen an. Untersuchung durch den Arzt ohne Befund; Vorschlag des Arztes: Kniegelenksartroskopie.

Befund: Beinlängendifferenz, linkes Bein 1,5 cm länger als rechts. ISG Verschiebung rechts, was die Leistenschmerzen erklären könnte. Der 3. Lendenwirbel ist nach innen gerutscht und sollte geschröpft werden. (Dies erklärt die Schmerzen in beiden Kniegelenken. Nicht nur die ungünstige Belastung durch die Schonhaltung des rechten Beins verursacht die Schmerzen im linken Knie, wie der folgende Behandlungsverlauf zeigt.) Das Kniegelenk ist auf der rechten Seite zusätzlich nach innen verschoben.

Behandlung: Nachdem Beinlängendifferenz, ISG-Verschiebung und das verschobene rechte Kniegelenk korrigiert sind, schmerzt das rechte Knie deutlich weniger. Nach dem Schröpfen des 3. Lendenwirbels ist dann auch der restliche Schmerz an beiden Kniegelenken und in der Leiste nach nur einer Behandlung behoben.

Deutlich sichtbar wird der Behandlungserfolg auf dem Lauftrainer der Firma Panek. Waren vor der Behandlung die Schrittlängen und somit die Belastung auf die Kniegelenke ungleich, sind die Schrittlängen nun vollkommen ausgeglichen. Auch die Leistenschmerzen sind verschwunden.

Beispiel 4

Patientin, 73 Jahre alt, kommt mit starken Schmerzen am rechten Kniegelenk zu mir in die Praxis. Die Schmerzen sind in der Früh geringer, tagsüber steigert sich die Schmerzintensität. Gegen Abend wird das Kniegelenk ödimatös (es schwillt an). Die Probleme bestehen seit fünf Jahren. Seit einigen Wochen fängt nun auch das linke Kniegelenk an zu schmerzen.

Zur Vorgeschichte: Vor ca. 20 (!) Jahren am linken (!) Kniegelenk Beinbizepszerrung (Beinbeuger) nach Sturz mit Schwellung ins Gelenk.

Durch die dauerhafte Schonhaltung des linken Kniegelenkes ergab sich nun eine Überlastung des rechten Kniegelenkes mit den daraus resultierenden jetzigen Schmerzen. „Steter Tropfen höhlt den Stein."

Befund: Das linke Bein ist 1,5 cm länger als das rechte und kann leicht durch die Hüftkorrektur ausgeglichen werden. Das rechte ISG ist verschoben, was auch zu den aktuellen Kniegelenksproblemen rechts passt, denn ein verschobenes ISG ändert ja auch die Schrittlänge, was sich dann in einer einseitigen Überbelastung oft der Gegenseite des verschobenen ISGs widerspiegelt (evtl. auftretende Leistenschmerzen sind jedoch immer auf der gleichen Seite des nach hinten verschobenen ISGs).

Der Beinbizeps (Beinbeuger) ist links im Vergleich zu rechts verkürzt.

Der 3. Lendenwirbel, der auch die Kniegelenke versorgt, ist nach rechts verschoben.

Durch die dauerhafte Verschiebung des ISGs nach rechts hinten hat sich zusätzlich eine „kompensatorische" Rotationsfehlhaltung in der Wirbelsäule ergeben. Diese bewirkt, dass sich die linke Schulter nach vorne verdreht und falsch in der Gelenkkapsel sitzt, was die bisher verschwiegenen Schulterschmerzen links erklärt. Zudem war der Kiefer rechts verschoben und der 3. Halswirbel ebenfalls rechts. Auf meine Nachfrage hin erklärt die Patientin, dass sie schon seit längerer Zeit auf dem rechten Ohr schlechter hört. Der Arzt habe gemeint, dies seit altersbedingt.

Behandlung: Korrektur der Beinlänge, des rechten ISGs, Dehnungsübung für den Beinbizeps, Korrektur der Kniegelenke und des 3. Lendenwirbels.

Korrektur des linken Schultergelenkes und Dehnung des verkürzten Brustmuskels (Kapitel 22).

Korrektur des Kiefers und des 3. Lendenwirbels. Nach zwei Behandlungen war die Patientin schmerzfrei und das Gehör verbesserte sich deutlich. Nach zwei weiteren Behandlungen hat sich der Gesamtzustand stabilisiert. Die Patientin führt täglich den Beinlängenausgleich durch. Ein halbes Jahr nach Behandlungsbeginn ist die Patientin nun dauerhaft schmerzfrei.

Behandlungsübersicht von A-Z

Angina pectoris (Brustenge), auch Herzstolpern

Oft – zumeist bei chronischen Beschwerden – ist der TH2 nach innen gerutscht oder verschoben. Diesen, wenn notwendig, herausschröpfen und/oder richten. Kontraindikation: Bitte nicht nach akuter Herzmuskelentzündung oder Herzschwäche schröpfen.

Asthma bronchiale, Bronchitis, Lungenbeschwerden

TH3 richten bzw. schröpfen und richten.

Bluthochdruck

ISG, C1 und C6 richten, sowie TH2, der für die Herzversorgung von großer Bedeutung ist.

Borreliose (z.B. nach Zeckenbiss)

Anzeichen für eine Borreliose, die ja eine Infektion darstellt, sind nach jedem Richten immer stärker auftretende Schmerzen und „wandernde" Gelenkprobleme. Wenn sich der Patient an einen Zeckenbiss erinnert, der auch schon etliche Jahre zurückliegen kann, bitte erst eine ärztliche Untersuchung veranlassen und mit der Behandlung warten, bis die Therapie vom Arzt abgeschlossen wurde. Dann die betroffenen Gelenke behandeln.

Darmbeschwerden

Bei Dünndarmproblemen den TH12 richten, bei Dickdarmproblemen, Durchfall oder Verstopfung den L1. Dieser ist bei Neigung zu Verstopfung oft nach innen gerutscht, dann schröpfen und/oder geradestellen.

Eingeschlafene Hände

Sind häufig ein Symptom für ein Bandscheibenproblem, müssen es aber nicht sein. Bei einem Bandscheibenvorfall im subakuten Stadium nach ca. 2-3 Wochen vorsichtig zur Entlastung schröpfen bzw. richten. Dies gilt für den C5 und C6. Der C7 kann bei akuten Beschwerden jederzeit behandelt werden. Zusätzlich hilft die Behandlung des He 1 (siehe Lage des Punktes Seite 177, Kapitel Akupressurpunkte). Dieser wird in Abweichung der beschriebenen Technik wie folgt aktiviert: Man geht am besten mit dem Mittelfinger auf den Punkt und nimmt dabei den Bereich bis zum Schultergelenk in die Hand. Dann zieht man rhythmisch das Gewebe über dem He 1 (maximal dreimal) in Richtung Brust. Bitte Schulter, Ellbogen, Handgelenke und vor allem die betroffenen Finger wegen Nerven- und Energiedurchfluss mitbehandeln.

Wenn beide Hände eingeschlafen sind, ist meistens einer der vorher genannten Wirbel nach *innen* verschoben. Wenn nur eine Seite betroffen ist, ist der Wirbel meistens nach einer Seite hin verschoben. Bei cerebral bedingten Missempfindungen in der Hand, z.B. nach einem Schlaganfall (meistens nur eine Hand betroffen), bleibt das Schröpfen dort in den meisten Fällen ohne Erfolg.

Epycondylitis (Tennisarm)

Neben Schultergelenk und Ellbogengelenk C5-C7 richten. Oft muss C6 herausgeschröpft werden.

Epileptische Anfälle (aber auch bei Konzentrationsproblemen bei Kindern)

C1 richten. Gerade hier ist, wie bereits erwähnt, das Ausgleichen der Beinlängendifferenz von sehr großer Bedeutung, ebenso das Behandeln des ISGs. Hinzu kommen die Sprunggelenke, und zwar vor allem das untere wegen der Belastung der Fußreflexzonen und der propriozeptiven Stellung des Gelenks (Gelenkstellung im Raum), um Fehlimpulse an das Gehirn über das Rückenmark zu vermeiden.

Fersensporn

Richten der Beinlängendifferenz, damit die Füße gleichmäßig belastet werden, der Kniegelenke wie auch der unteren Sprunggelenke und des ISGs, um die Schrittlänge gleich lang zu gestalten und der oberen Sprunggelenke, um eine optimale Abrollbewegung zu gewährleisten. Außerdem L4 und L5 richten, um die Nervenleitbahnen wieder in Fluss zu bringen.

Halsbeschwerden

C5 richten. Wenn chronisch immer wieder Beschwerden auftreten, ist oft dieser Wirbel nach innen verschoben (schröpfen). Falls der Patient gerne und oft schwimmt, ihn bitte auf den richtigen Schwimmstil aufmerksam machen. Durch das Zurückbiegen des Halses (Reklination) ist die Halswirbelsäule oft überbelastet. Da dieser Bereich auch der „Sitz des Vertrauens" ist, ist zusätzlich oft eine emotionale Klärung vonnöten.

Heiserkeit → *Halsbeschwerden*

Herzstolpern → *Angina Pectoris*

Hüftbeschwerden

Beinlänge, untere und obere Sprunggelenke, ISG richten. L5 meist nach innen verschoben, wenn beide Hüften betroffen sind. Gb 31 (siehe S. 174, Kapitel Akupressurpunkte) drücken.

Ischiasprobleme

Beinlängendifferenz ausgleichen, Knie- und die Sprunggelenke, das ISG, aber auch das Steißbein, da oft Kribbelgefühl in einer Gesäßhälfte, und L4/L5 behandeln.

Kehlkopfbeschwerden → *Halsbeschwerden*

Konzentrationsprobleme bei Kindern → *Behandlung bei epileptischen Anfällen*

Kieferbeschwerden

Kontraindikation bei bekannten Discus-Schäden. Hier wieder sehr wichtig, einen Beckenschiefstand sowie die unteren Sprunggelenke aufgrund des Statikproblems zu behandeln. Dann Kiefergelenk und C1. Die Ohrspeicheldrüse (seitlich vor dem Ohr schräg Richtung Kiefer auslaufend) ausstreichen, da hier oft ein Energiestau auftritt.

Knieprobleme

Gerade bei wiederkehrenden und plötzlich auftretenden Beschwerden ohne klaren Befund (z.b. Innenbandabriss) Sprunggelenke und ISG für eine gleichmäßige Schrittlänge (Druckbelastung) und natürlich die Kniegelenke, aber auch L3 richten. Wenn beide Knie betroffen sind, vorher den Wirbel schröpfen, um die Nervenbahnen zu entlasten. Ca. eine Minute, bis zur Schmerzfreiheit, den Punkt Gb 31 (siehe S. 174, Kapitel Akupressurpunkte) drücken, um den äußeren Hüftspanner und somit indirekt das Kniegelenk zu entlasten. Aber auch ein verkürzter Beinbizeps (Beinbeuger) kann reflektorisch die Kniescheibe zu sehr aufs Kniegelenk drücken und Schmerzen sowie ein „unangenehmes Reiben" verursachen (Dehnung der Beinbeuger siehe Kapitel 3, Kniegelenk).

Kopfschmerzen

TH4 und C1 richten, sowie das ISG wegen der craniosacralen Verbindung.

Kurzsichtigkeit

C2 richten und schröpfen, das Übereinanderschlagen der Beine unbedingt unterlassen.

Lungenbeschwerden → Asthma bronchiale

Magenbeschwerden

TH6 und TH7 richten, wenn chronisch oder nach innen verschoben, auch schröpfen. Nach Schlüsselbeinvorstand schauen, und falls vorhanden, behandeln. Dies ist vor allem deshalb notwendig, weil durch die Fehlbelastung der Muskelketten von Schlüsselbein zur Brustwirbelsäule oft die Brustwirbel (TH6/TH7) wieder depositioniert werden. Da von den Wirbeln aus die Nervenverbindungen zu den Organen laufen, können bei unbehandeltem Schlüsselbeinhochstand Magenprobleme auftreten. ISG und natürlich, wie immer, Beckenschiefstand richten.

Menstruationsbeschwerden

ISG – unbedingt täglich Eigenübungen anwenden, L3-L5 richten, und, wenn nach innen verschoben, schröpfen. Bitte in diesem Bereich sehr vorsichtig vorgehen und die Patientin darauf hinweisen, dass sich heftige emotionale Blockaden lösen können. Also beim

Schröpfen langsam beginnen, maximal 2-3-mal das Schröpfglas anziehen.

Missempfindungen im Gesäßbereich → *Ischiasprobleme*

Multiple Sklerose
Beinlänge evt. passiv richten, Kniegelenke und L5 richten und TH8 schröpfen.

Nasennebenhöhlenbeschwerden (chronisch)
C2 / C3 richten und schröpfen.

Ohrgeräusche – auch andere Ohrenprobleme
Im Wesentlichen sind die Beinlänge, C1, C7 und der Kiefer zu richten, Ohrspeicheldrüse ausstreichen (wie unter Punkt Kieferbeschwerden beschrieben). Das ISG wegen der craniosacralen Verbindungsbahnen unbedingt mitbehandeln. L5 schröpfen, falls der Wirbel nach innen verschoben ist. Ein Blick auf die gesamte Wirbelsäule (vor allem die Brustwirbelsäule) lohnt sich dennoch. Denn wenn sich Wirbel verschieben, spannt sich als Schutzspannung die seitliche Muskulatur der Wirbelsäule in dem betroffenen Gebiet an. Diese überspannte Muskulatur verhält sich so ähnlich wie die gespannte Saite einer Gitarre. Es wird eine Art Dauerton erzeugt, der über feine Nervenbahnen ans Ohr gelangt. Der Hörnerv wird gereizt, und es kann ein unangenehmer Dauerton entstehen – manchmal stärker, manchmal schwächer. Dies ist eine von mehreren Ursachen für Ohrengeräusche.

Schluckbeschwerden → *Halsbeschwerden*

Schulterbeschwerden
Sprunggelenke, vor allem die unteren, behandeln (übertragen durch seitliche Fehlstatik falsche Impulse an die Schultergelenke). TH1 und TH2 bzw. C5-C7 wieder in Position bringen. Meist sind C5 und/oder C6 nach innen verschoben. Wenn beide Schultern betroffen sind, schröpfen. Bei einseitigem Ziehen über den Schulterbereich bis in den Arm handelt es sich meist um Verschiebungen im Bereich C5 bis TH1.

Schwindel

ISG wegen der craniosacralen Verbindungsbahnen, C1 zur gleichmäßigen Durchblutung beider Gehirnhälften, C7 wegen seiner Bedeutung als Verbindung zwischen Kopf und Rumpf richten. Die meisten der im Kapitel Akupressurpunkte genannten Notfallpunkte helfen bei Schwindel.

„Tennisarm" → *Epycondylitis*

Tinnitus → *Ohrgeräusche*

Wadenkrämpfe

Vor allem, wenn diese einseitig und ohne medizinischen Befunde wie Thrombose etc. auftreten, Kniegelenke, untere und obere Sprunggelenke und ISG wegen gleichmäßiger Schrittlänge sowie L4 und L5 behandeln (gegebenenfalls schröpfen).

Wechseljahre → *Menstruationsbeschwerden*

Literaturverzeichnis

Bourbeau, Lise: Dein Körper sagt: „Liebe dich!". Windpferd Verlagsgesellschaft mbH, Aitrang, 2. Auflage, 1999.

Dahlke, Rüdiger u. Ehrenberger, Doris: Wege der Reinigung. Wilhelm Heyne Verlag, München, 2002.

dtv-Atlas: Akupunktur. Deutscher Taschenbuch Verlag, München, 4. Auflage, 2000.

Faller, Adolf: Der Körper des Menschen. Georg Thieme Verlag, Stuttgart, 13. Auflage, 1999.

Flemming, Gerda: Die Methode Dorn. Aurum in J. Kamphausen Verlag, Bielefeld, 2001.

Hay, Louise L.: Gesundheit für Körper und Seele. Wilhelm Heyne Verlag, München, 1999.

Koch, Helmuth u. Steinhauser, Hildegard: Die Dorn-Therapie. Foitzick Verlag, München, 2001.

Lajosi, F. u. Bauer, H.: „Zur motorischen Entwicklung des gesunden Säuglings – Eine tabellarische Übersicht der Lagereaktionen für die kinesiologische Diagnostik" aus der „Kinderarzt" 4/ 1976 (Bild vom Collis-Test, s. Kapitel 2).

Lewit: Manuelle Medizin. Johann Ambrosius Barth Verlag, Heidelberg, 7. Auflage, 1997.

Paungger, Johanna u. Poppe, Thomas: Vom richtigen Zeitpunkt. Bertelsmann Club, Gütersloh, 2. Auflage, 1992.

Schwarz, Matthias: Schmerzfrei mit der Dorn-Methode. Foitzick Verlag, München, 2003

Wildman, Frank: Feldenkrais (Übungen für jeden Tag). Fischer Taschenbuch Verlag, Frankfurt am Main, Sonderausgabe, 2002.

Adressen

Grund- und Aufbaukurse zur Dorn- Methode, Energiearbeitskurse, Sensomotorics nach Beate Hagen, Kurse nach den STR-Schmerzthera-piekonzept nach Raslan, Bezugsquelle für Schröpfkoffer, Poster und Seidenpapier:

Praxis für Physiotherapie
Gamal Raslan
Joh.-G.-Gademannstr. 4
97424 Schweinfurt
Tel. (0 97 21) 78 22 50
Fax (0 97 21) 78 22 51
www.gamalraslan.de
E-Mail: kontakt@gamalraslan.de

Natürliche Wassertechnik

Holger Verne
Bühlstr. 24
97506 Grafenrheinfeld
Tel. (0 97 23) 88 34
www.hydrotechwater.de

Bezugsquelle Lauftrainer, Hilfsgeräte für die Dorn-Methode, Johanniskrautöl:

Therapiebedarf Panek
Mindelheimerstr. 51
87666 Pforzen
Tel. (0 83 46) 98 23 56
Fax (0 83 46) 98 23 68
www.therapiebedarf.net

DORN-KARTEN

Als Hilfsmittel für Behandlungen (zum Kopieren)

Zu richten	links	rechts	Bemerkung
Beckenschiefstand/ Beinlängendifferenz			
Kniegelenk			
Oberes Sprunggelenk			
Unteres Sprunggelenk			
ISG (Kreuzbein)			
Steißbein			
Rundrücken			
Witwenbuckel			
Schulterhochstand			
Schlüsselbeinvorstand			
Schlüsselbeinhochstand			
Schultergelenk			
Ellbogengelenk			
Handgelenk			
Fingergelenke			
Zehengelenke			
Kiefergelenk			

Wirbelsäule	links	rechts	nach innen	Bemerkung
L 5				
L 4				
L 3				
L 2				
L 1				
TH 12				
TH 11				
TH 10				
TH 9				
TH 8				
TH 7				
TH 6				
TH 5				
TH 4				
TH 3				
TH 2				
TH 1				
C 7				
C 6				
C 5				
C 4				
C 3				
C 2				
C 1				

Stichwortverzeichnis

Altes Wissen NEU! **Wilde Freiheit**
Meditation Kreativität Spirituelle Lebenspraxis
Eltern&Kinder Gesundheit
Universelles **AURUM** Sinnfindung
Bewusstsein Yoga **Mystik**
Persönlichekeitsentwicklung Hochsensibilität
Buddhismus Heute! Weisheit der Natur
Traditionelle Wege Big Mind

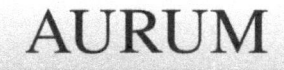

Mit Liebe fürs Detail und für die Umwelt

Bei der Auswahl der Inhalte, die wir präsentieren, achten wir auf Originalität, Kompetenz, Praxisrelevanz und Qualität. So können wir mit Herz und Seele hinter unseren Büchern, Hörbüchern, Filmen und den anderen Produkten stehen, die wir mit viel Liebe und Aufmerksamkeit bis ins letzte Detail fertigen.

Wir leisten einen aktiven Beitrag zum Umweltschutz und verbrauchen nur wirklich notwendige Ressourcen — so sparsam wie möglich. Wir drucken überwiegend auf 100% Recyclingpapier oder produzieren unsere Titel klimaneutral. 99% unserer Fertigung findet in Deutschland statt, so haben wir kurze Transportwege und unterstützen die lokale Wirtschaft.

Inspirationen, interessante und wertvolle Neuigkeiten, Wahres, Schönes & Gutes sowie wichtige Termine können Sie regelmäßig in unserem Newsletter erfahren oder hier: **www.facebook.com/weltinnenraum**

weltinnenraum.de

J.Kamphausen | Mediengruppe